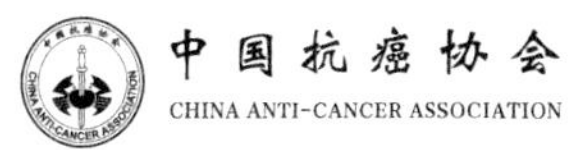

NOSES技术

中国肿瘤整合诊治技术指南（CACA）

CACA TECHNICAL GUIDELINES FOR HOLISTIC INTEGRATIVE MANAGEMENT OF CANCER

2023

丛书主编：樊代明

主　　编：王锡山　韩方海　邢念增

王丹波　王贵玉　关　旭

天津出版传媒集团

天津科学技术出版社

图书在版编目(CIP)数据

NOSES技术 / 王锡山等主编. -- 天津 : 天津科学技术出版社, 2023.2

("中国肿瘤整合诊治技术指南(CACA)"丛书 / 樊代明主编)

ISBN 978-7-5742-0853-7

Ⅰ. ①N… Ⅱ. ①王… Ⅲ. ①肿瘤－治疗 Ⅳ. ①R730.5

中国国家版本馆CIP数据核字(2023)第027178号

NOSES技术

NOSES JISHU

策划编辑：方　艳

责任编辑：张建锋

责任印制：兰　毅

出　　版：天津出版传媒集团 / 天津科学技术出版社

地　　址：天津市西康路35号

邮　　编：300051

电　　话：(022)23332390

网　　址：www.tjkjcbs.com.cn

发　　行：新华书店经销

印　　刷：天津中图印刷科技有限公司

开本 787×1092　1/32　印张4.75　字数70 000

2023年2月第1版第1次印刷

定价：45.00元

编委会

戴晓宇 方传发 方金满 冯 波 冯青阳 冯 毅
费正磊 关 旭 高 晟 高志峰 耿 波 郭 满
郭银枞 何 丽 何庆泗 侯绪春 胡汉卿 胡军红
胡俊杰 胡英斌 洪楚原 黄 河 黄海洋 黄 亮
黄秋林 黄 睿 黄学锋 黄项武 黄晓斌 黄忠诚
韩方海 韩苏军 赫 鹏 江 波 江从庆 江群广
金英虎 琚 静 贾犇黎 鞠海星 匡 毅 康安定
康 亮 康 山 卢淮武 连玉贵 李 斌 李 超
李朝辉 李春穴 李德川 李 峰 李国强 李 恒
李俊东 李 凯 李立安 李绍杰 李旺林 李太原
李小军 李小荣 李 洋 李 勇 李正荣 李志红
梁建伟 刘 斌 刘德纯 刘东宁 刘 革 刘洪锋
刘洪洲 刘 娟 刘 建 刘开江 刘龙飞 刘 平
刘沛华 刘 祺 刘 骞 刘晓平 刘忠臣 陆 航
罗吉辉 林雨佳 娄 阁 柳俊刚 雷 雄 赖家骏
廖传文 楼 征 马 丹 马龙安 马思平 马天翼
马得欣 毛盛勋 毛益虎 孟庆凯 孟文建 孟元光
苗大壮 牛 洋 庞典付 庞明辉 彭 健 潘晓飞
潘贻飞 仇 宇 乔 庆 乔天宇 曲 辉 邱 健
钱 坤 秦卫军 覃吉超 任明扬 任双义 孙 浩
孙 力 孙 鹏 孙学军 石 彦 史良会 宋军民
宋 坤 宋 武 宋永茂 邵永胜 汤庆超 田步宁
田利军 田 野 佟立权 屠世良 唐 波 唐 城
唐夏玉 谭风波 谭嘉男 陶凯雄 童卫东 童宜欣
王晨宇 王丹波 王东华 王德良 王福兴 王 珂
王 莉 王利明 王国俊 王贵玉 王立春 王 猛

王锡山　王小忠　王　佾　王　瑜　王玉东　王玉柳明

王雁军　王延洲　王泽军　王振发　王振宁　汪　毅

汪　飚　汪　泳　韦　烨　魏正强　吴　淼　吴泉峰

吴相柏　吴祖光　许东波　许建民　许庆文　许淑镇

邢念增　邢亚楠　肖宏起　肖卫东　肖志刚　徐　维

徐　毅　徐志远　夏国志　夏坤锟　夏利刚　夏　鹏

夏亚斌　熊　斌　熊德海　熊治国　薛芳沁　于　刚

于冠宇　于　洋　尤　俊　尤　琦　叶　凯　阳志军

应晓江　余　刚　杨飞亚　杨庆强　杨英捷　易　波

易深根　郁　雷　俞金龙　俞少俊　姚宏亮　姚占胜

袁旦平　袁又能　袁子茗　殷　响　燕　速　朱　滔

朱　志　赵　斌　赵　丹　赵立志　赵　前　赵　伟

赵卫东　赵玉洲　张　成　张　超　张春旭　张迪平

张　宏　张恒春　张明光　张　骞　张庆彤　张诗峰

张　涛　张　伟　张　蔚　张　卫　张五德　张　鑫

张兴宏　张孝堂　张　洋　张　勇　张毅勋　邹冬玲

郑必祥　郑朝旭　郑德玺　郑　虹　郑建勇　郑见宝

郑力军　郑勇斌　郑阳春　周海涛　周　剑　周建平

周明祎　周　彤　周小青　曾祥福　曾之耀

目录 Contents

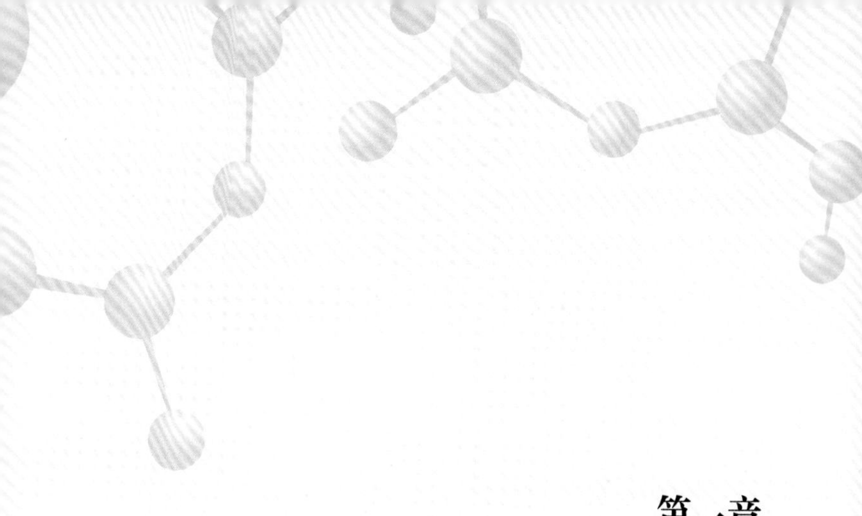

第一章

历史沿革

一、诞生背景

外科学是医学的一项重要分支，经过百余年发展演进，在一代代外科人的不断努力下，随着手术器械平台的快速发展，外科学已逐渐步入了一个整合有微创外科、功能外科、精准外科的全新时代。在外科发展进程中，很多杰出外科医师通过不断临床实践，提出了许多划时代的外科理念，不少外科新术式逐渐趋于成熟和稳定。这些新理念和新技术的实施，反过来又大大促进了新手术平台的研发。如今，医学对外科手术的要求不仅是单纯的解除病痛，更重要的是要重视患者术后的功能保留和高质量的生活状态。

自1991年我国首例腹腔镜胆囊切除术开展以来，经过30余年发展，以腹腔镜技术为代表的微创手术，在肿瘤外科治疗中得到了快速推广和普及。越来越多研究数据表明，腹腔镜手术术后近期疗效要优于传统开腹手术，同时也表现出良好的远期疗效。然而，常规腹腔镜手术需要在腹壁借助一个辅助切口完成标本取出，这一辅助切口也会引起患者术后疼痛、增加切口并发症发生风险、影响腹壁美容效果，甚至还会给患者带来长期的不良心理暗示。如何避免常规腹腔镜手术的辅助切口，增加手术微创效果，一直是常规腹腔镜手术需要克服的主要障碍。经自然腔道取标本手术（natural orifice specimen extraction surgery，NOSES）就是在这一背景下诞生的一个“微创产物”。NOSES通过巧妙结合“无切口”极致微创理念，既保证肿瘤的根治性切除，又避免腹壁的辅助取标本切口，从而展现出更加良好的微创效果。该技术已被业内学者称之为“微创中的微创”，充分体现了肿瘤功能外科原则（Function preservation in oncology surgery principle, FPOSP）和手术损伤效益比原则（Surgical risk-benefit balance principle, SRBBP）。

二、历史沿革

NOSES是在2013年由中国学者正式提出并在临床应用的外科学概念，仅短短9年时间，NOSES在我国乃至国际外科领域掀起了一场前所未有的理念与技术革新，这也使NOSES从一颗微创新星逐渐成为消化外科、泌尿外科、妇科等领域的热议话题。回顾NOSES手术的发展历程和特点，可以将其分为四个阶段，即技术萌芽阶段、技术起步阶段、规范发展阶段和体系成熟阶段（表1）。

技术萌芽阶段（2012年以前）。这一阶段是NOSES技术的发展初期。仅有个别医生开展的个案报道，比如王锡山教授于2010年开展的两例经阴道直肠癌手术。该阶段技术命名混乱、缺少相关技术理论体系。

技术起步阶段（2013—2015年）。这一阶段是NOSES技术的发展上升期，无论是手术种类、理论体系、开展医生、涉及专业均十分有限。在此期间，NOSES概念被正式提出，并主要用于结直肠肿瘤的外科治疗，很多技术细节不够成熟，是遭受质疑最多的一段时期。但在此时期，结直肠肿瘤NOSES的理论技术体系已经初步建立，也为后期多学科、多领域、多专业广泛发展提供良好的参考范式与模板。

规范发展阶段（2016—2020年）。这一时期NOSES的理论技术体系得到了快速更新和发展，并得到了中国与国际外科医生的密切关注与充分认可。这一时期也诞生了大量的标志性学术成果，包括中国与国际首个NOSES学术组织的成立、首部NOSES手术学专著出版、首部中国与国际NOSES专家共识发表、首场国际NOSES学术会议举办等，这些成果的相继问世充分证实了NOSES技术的强大发展潜力，同时也确保了NOSES技术在临床中的规范开展。

体系成熟阶段（2021年至今）。这一阶段NOSES已经形成了一个较为完善的理论技术体系，同时也已在消化外科领域、泌尿外科领域和妇瘤科领域全面开展与普及，得到各学科学者的广泛认可。这一阶段的标志性成果主要包括：第四版胸腹盆腔肿瘤NOSES手术学专著的问世；2022年度中国NOSES调查问卷结果发布，NOSES已在全国所有省份中开展，例数突破4万例；中国5055例结直肠癌NOSES大样本临床多中心研究结果发表，证实NOSES手术具有良好的近期及远期疗效；NOSES技术写入《外科学》教材和《中国肿瘤整合诊治指南》并获得华夏医学科技一等奖。

表1　NOSES发展历史沿革的四个阶段

发展阶段	时间（年）	涉及专业	开展范围	标志性成果
技术萌芽阶段	2012年以前	仅涉及结直肠肿瘤	仅个别医生开展	以个案报道为主，无相关理论体系
技术起步阶段	2013—2015年	以结直肠肿瘤为主	仅少数医院开展	结直肠肿瘤NOSES理论技术体系初步建立
规范发展阶段	2016—2020年	以胃肠肿瘤、妇科肿瘤为主	部分省份开展	中国与国际首个NOSES学术组织成立、首部NOSES手术学专著出版、首部中国与国际NOSES专家共识发表、首场国际NOSES学术会议举办
体系成熟阶段	2021年至今	胸腹盆腔肿瘤均有涉及	全国所有省份均有开展	第四版胸腹盆腔肿瘤NOSES手术学专著出版，首个中国NOSES调查问卷结果表明NOSES在全国所有省份中开展，中国5055例NOSES大样本临床研究结果发表，NOSES技术写入外科学教材，《中国肿瘤整合诊治指南》NOSES技术正式发布，NOSES技术获得华夏医学科技一等奖。

尽管NOSES的理论技术体系已经成熟，并且取得了丰

硕的学术成果。然而，面对快速发展的NOSES技术，行业内仍缺少一部整合有各个学科专业且以NOSES为主题的专业技术指南，以更好地规范NOSES临床实践与技术推广。恰逢此时，中国抗癌协会组织编写了《中国肿瘤整合诊治技术指南》，涉及NOSES领域多个专业的百余位专家共同编写的《NOSES技术》被纳入了这部指南。

《NOSES技术》是在整合医学理念引领下，将"评-扶-控-护-生（ASCPS）"核心理念渗透到NOSES技术的各个细节中（图1）。第一，NOSES是一个高选择的微创手术，对患者适应证选择十分严格，同时对医生团队和手术平台（设备平台、器械平台和能量平台）都有较高要求，因此对术前准备工作要进行全面细致的评估，此举谓之为"评要全面"。第二，为确保NOSES呈现最佳疗效，要求在治疗前、中、后不同阶段，医护团队需对患者的生理、心理、精神等方面进行整合调理，使患者处于最佳状态，此举谓之为"扶要到位"。第三，外科治疗是一把双刃剑，在根除肿瘤或控制肿瘤生长同时，势必会破坏机体内环境平衡。因此，严格掌握肿瘤功能外科原则（即最大程度根治，亦最大程度保留组织器官功能）至关重要。NOSES作为一种极致微创技术，可以将手术创伤降至最低，合理把控两者间平衡，治病同时不会“致病”，此举谓之为“控要有度”。第四，NOSES的最大优势是降低手术创伤，遵循手术损伤效益比原则，从手术各个细节权衡保护患者的器官功能，此举谓之为“护要最大”。第五，NOSES主要用于早期肿瘤患者，将会使患者具有良好的长期生存，同时也会最大程度提高患者术后的生活质量，这也是“双生”的重要体现，此举谓之为“生要最好”。

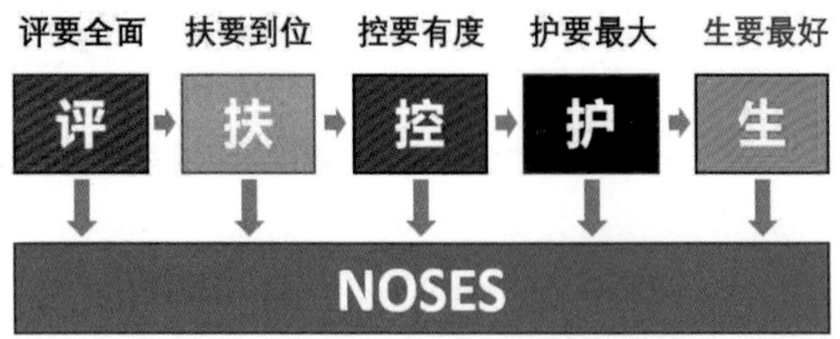

图1　NOSES与“评-扶-控-护-生”核心理念关系图

《NOSES技术》重点针对结直肠癌、胃癌、泌尿系统肿瘤与妇科肿瘤几个方向，从NOSES理论技术体系、适用开展人群、技术操作关键流程规范、主要并发症预防及其处理几个维度全面指导与规范NOSES的临床开展。这将促进NOSES在各学科领域进入一个全新的发展阶段。

第二章

NOSES 整合理论技术体系

一、NOSES定义及相关技术整合

（一）NOSES

NOSES是至今开展的自然腔道手术的重要创新术式，已逐渐成为肿瘤外科治疗的重要手段。但在开展初期，由于缺少统一命名，Pre-NOTES、Like-NOTES、Hybrid-NOTES等不规范技术命名相继出现，在很大程度上限制了NOSES技术的规范推广。基于此状，结合国际通用的表述方式、中文语言习惯及技术特点，将该技术统称为“经自然腔道取标本手术”，英文表述为“natural orifice specimen extraction surgery”，缩写为“NOSES”。NOSES定义：使用腹腔镜手术平台、“机器人”手术平台或软质内镜等设备，完成体腔内手术操作（如病灶切除，消化道重建），经自然腔道（直肠、阴道或口腔）取出切除物（标本），但体表无辅助切口的手术。该手术与常规腔镜手术最大的区别就在于标本经自然腔道取出，避免了腹壁取标本的辅助切口。目前，可以开展NOSES的疾病主要涉及消化系统、泌尿系统及妇科肿瘤等领域。同时因为创伤极小，特别适用于良性疾病的外科治疗。

（二）NOTES

除了NOSES外，NOTES（natural orifice translumenal endoscopic surgery）也是目前与自然腔道外科手术具有密切关联的微创技术，且与NOSES极易混淆。为了将自然腔道技术进行全面整合，也便于更好理解并掌握NOSES技术，《NOSES技术》也将着重阐述NOTES的定义及其与NOSES的关系。NOTES的定义是指经口腔、胃、结直肠、阴道、膀胱、食管等自然腔道进入腹腔、胸腔等，进行各种手术操作。包括探查活检、肿物切除、消化道重建、心包膜开窗等操作。NOTES的特点是体表无任何可见瘢痕，所有手术操作均经自然腔道完成。因此，从定义可知NOSES强调将“无切口”理念与常规设备相结合，通过体表入路完成常规体腔内手术操作，并充分利用自然腔道取出标本，因此NOSES既表现出良好的微创效果，且符合外科医生的操作习惯，同时降低了手术难度，也增加了手术安全性。NOTES主要强调采用自然腔道作为手术入路进入体腔并进行各种诊断或治疗相关的操作，该技术颠覆了常规经体表入路的手术方式，也是对常规外科手术入路的挑战。由于NOTES操作过程中标本取出途径也是经自然腔道，因此NOTES

也应属于NOSES的一部分（图2）。

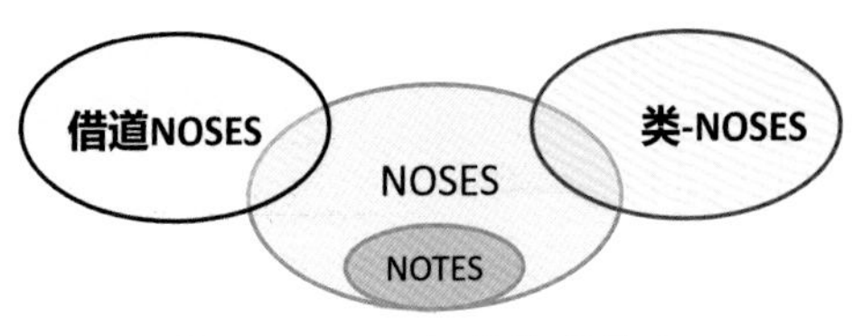

图2　NOSES相关技术整合

（三）借道NOSES与类-NOSES

随着对NOSES认识的深化以及技术的普及，目前临床中出现了很多借用NOSES理念开展的微创技术。为更好整合并规范这些与NOSES手术相关的微创技术，《NOSES技术》将对借道NOSES与类-NOSES定义进行重点解析。借道NOSES：使用腹腔镜手术平台、“机器人”手术平台或软质内镜等设备完成腹腔内手术操作，借助于腹壁必要切口完成标本取出。例如直肠癌联合肝转移瘤切除术患者，直肠标本经肝切口取出。该手术体现了NOSES减小手术创伤，使患者最大程度获益的潜在优势。类-NOSES：使用腹腔镜手术平台、“机器人”手术平台或软质内镜等设备完成腹腔内手术操作，在无法避免腹壁取标本的辅助切口时，经腹壁隐蔽切口或原手术切口等腹壁隐蔽切口取出标本。例如胃手术标本经下腹阴阜区的隐蔽横切口取出。借道NOSES和类-NOSES都具有相似于NOSES的腹腔内操作流程，且腹壁表现出最佳微创效果，具有疼痛轻、恢复快、美容效果好等多个优点，故将二者也整合于NOSES理论体系。

二、NOSES分类

（一）根据取标本途径分类

目前的临床实践，根据标本取出途径将NOSES分成三种：即经肛门NOSES（Transanal-NOSES，Ta-NOSES）、经阴道NOSES（Transvaginal-NOSES，Tv-NOSES）与经口NOSES（Transoral-NOSES，To-NOSES）。在选择取标本途径时，必须遵循两个原则，即肿瘤功能外科原则和手术损伤效益比原则。比如，结直肠肿瘤手术以经肛门取标本最为合适，妇科肿瘤手术以经阴道取标本最为合适，胃肿瘤手术以经口取标本最为合适。这也是“评-扶-控-护-生（ASCPS）”理念中“控制损伤”和“器官保护”的重要体现。同时，标本取出途径的选择还需要考虑多种因素，包括标本大小、手术部位、器官种类等。从标本大小角度考虑，由于阴道具有良好的延展性，经阴道取标本适用于较大标本；其次为经直肠取标本，经口取标本仅适用于较小标本。

经肛门取标本对肛门括约肌功能以及术后排便功能的影响是Ta-NOSES的核心问题。近年来，经肛门取标本NOSES报道逐渐增多，但患者术后肛门功能异常或括约肌损伤却未见报道。此外，我国多中心研究显示Ta-NOSES中仅有极少患者术后出现不同程度的肛门功能障碍。因此，只要严格把握适应证、术中充分扩肛、标本取出过程中避免暴力拉拽、仔细轻柔操作是防止肛门括约肌损伤的有效措施。

阴道是NOSES的另一重要取标本途径，该法也具明显优势。Tv-NOSES主要用于肿瘤较大的女性患者，阴道切口位置应选择在阴道后穹隆处。后穹隆是阴道最低处，是阴道最易扩张的部分，也是腹腔镜下最易暴露的部位。此外，后穹隆位置深在，周围没有神经分布，通常不会影响患者术后的性生活。大量研究表明，Tv-NOSES不会导致患者术后出现性功能障碍。

To-NOSES是NOSES分类的重要组成，该技术也是对NOSES理论体系的补充和完善。目前，已有研究报道To-NOSES在少数上腹部肿瘤患者中的应用，表现出良好的微创优势，尤其是胃部肿瘤。然而，由于食管解剖结构的特殊性，开展To-NOSES时，一定要极其严格把握手术适应证，也要掌握取标本的操作技巧。

（二）根据取标本方法分类

根据取标本方式，NOSES可分为外翻切除式、拉出切除式和切除拖出式三种。外翻切除式：该法主要用于治疗低位直肠肿瘤，具体操作是先将标本上切缘离断，经肛门将标本外翻至体外，于体外直视下将标本下切缘离断，完成标本切除。拉出切除式：该法主要用于治疗中位直肠肿瘤，具体操作是将直肠肿瘤下切缘离断，而后经直肠或阴道将标本拉出体外，于体外直视下将标本上切缘离断，完成标本切除。切除拖出式：该方法主要用于上段直肠、结肠与腹盆腔其他部位的肿瘤，具体操作是将标本在腹腔内完全游离切除，再经直肠、阴道或口腔将标本取出体外，该方法也是NOSES技术中适用最广的取标本方式。

（三）根据切除器官分类

根据手术切除器官分类，NOSES可分为结直肠肿瘤NOSES（CRC-NOSES）、胃癌NOSES（GC-NOSES）、小肠肿瘤NOSES（ST-NOSES）、肝胆

肿瘤NOSES（LT-NOSES）、胰腺肿瘤NOSES（PT-NOSES）、泌尿肿瘤NOSES（UT-NOSES）及妇科肿瘤NOSES（GT-NOSES）。其命名特点即为手术器官名称的英文缩写加上“NOSES”的英文缩写，共同组成科学规范的手术命名。

三、NOSES围术期评估与准备

（一）肿瘤病灶术前评估

术前对肿瘤病灶的精准评估是选择NOSES手术方案的重要前提，也是“评-扶-控-护-生（ASCPS）”整合医学理念中“评估”的重要体现。NOSES术前评估的主要指标包括肿瘤大小、肿瘤部位、肿瘤浸润深度等。这些指标也是患者能否开展NOSES，如何选择NOSES取标本方式的决定因素。目前，腹盆腔肿瘤术前评价的主要方法就是增强CT检查与MRI检查等影像学评估手术，具体检查方式的选择以不同瘤种的检查项目要求为主要参考。《NOSES技术》各论中，针对不同肿瘤特征与取标本方式，NOSES适应证选择有详细说明。

（二）经直肠取标本术前准备

肠道清洁准备是指包括控制饮食、导泻、灌肠及联合口服抗生素的肠道准备方法。通过肠道准备减少或清除粪块，从而减少感染和吻合口并发症发生率。肠道准备药物中，电解质溶液、甘露醇、复方聚乙二醇电解质、硫酸镁、磷酸钠盐口服液、酚酞片等均属于作用程度较剧烈的肠道准备药物，在应用过程中应注意水和电解质的补充，避免出现水、电解质紊乱。而蓖麻油、液体石蜡和小剂量番泻叶冲剂具有起效慢、作用缓和的特点，可配合流食联合应用于具有不全肠梗阻患者的肠道清洁准备。

近年来，受快速康复外科理念的影响，很多学者提倡肠道手术不需进行术前准备。原因在于肠道准备不能减少术后伤口感染和吻合口并发症发生率，同时随机对照研究也显示肠道准备并不改善患者预后。这也使肠道准备的价值受到重大冲击。然而，与常规手术相比，NOSES的标本取出途径与消化道重建方式有很大区别，术中很多操作涉及无菌术的把控，因此NOSES对肠道准备提出严格要求。如术前准备不充分，肠内容物较多，很易导致术中肠内容物进入腹腔，继而因腹腔污染发生感染，甚至手术失败。因此，对NOSES手术，尤其是经直肠取标本的患者，肠道准备这一环节不可缺少，也是术中无菌操作的有力保障。

要求拟行NOSES的患者行术前肠道准备，可采用如下方案：①饮食调整：术前3天开始半流质饮食，术前2天全流质饮食，术前1天禁食，根据患者营养状态给予至少1天静脉营养支持；②口服导泻剂：无梗阻症状患者目前常用方法为术前1天口服导泻剂；③术前灌肠：至少术前1天清洁灌肠。

（三）经阴道取标本术前准备

手术部位消毒是预防手术部位感染的重要步骤，对常规结直肠肿瘤手术，阴道消毒并非常规步骤。然而，在NOSES手术中，阴道是取标本的主要途径，因此需要严格的阴道消毒和准备。目前聚维酮碘是用于阴道消毒的主要消毒剂。聚维酮碘无致敏性，在皮肤和黏膜应用不会引起刺激或疼痛。但聚维酮碘的安全隐患包括在无角化上皮保护的体腔（如阴道）可发生碘残留。应用10%聚维酮碘进行两分钟的阴道准备可导致碘的吸收。因为存在碘吸收的风险，聚维酮碘不应用于严重碘过敏患者。此外，葡萄糖酸氯己定也可用于阴道准备的消毒剂，其原理是通过破坏细菌的细胞膜，致使细胞内容物的泄漏和减少细菌计数来发挥作用。与碘试剂相比，应用氯己定后皮肤菌群减少更明显。多种浓度的葡萄糖酸氯己定均有效。与无酒精方案相比，葡萄糖酸氯己定配伍酒精有更强和更持久的抗菌活性。目前，阴道手术准备并无指定方案，为了避免刺激性，葡萄糖酸氯己定配伍高浓度的乙醇不应用于阴道。配伍低浓度的方案，通常具有良好的耐受性，可用于阴道准备。

结合上述内容，要求拟行Tv-NOSES的患者，可采用如下方案进行阴道准备和相关操作：①术前3日使用3‰碘伏或低浓度葡萄糖酸氯己定冲洗阴道，每天一次；②手术当日，冲洗阴道后，3‰碘伏消毒宫颈，用纱布球擦干阴道黏膜及宫颈，然后留置导尿管；③术区消毒时外阴、阴道及肛门周围等部位需要在原有基础上再消毒2次；④术中则需严格按照无菌和无瘤原则进行操作；⑤术后可于阴道内留置一块碘伏纱布，并于术后48小时取出，视情况对纱布进行定期更换。

（四）经口腔取标本术前准备

To-NOSES目前在临床中开展较为罕见。结合既往的文献和临床病例，To-NOSES主要涉及包括袖状胃切除术、胃间质瘤切除术、肝活检术、胆囊切除术等。在这些手术病例中，由于胃与食管口腔相通，对于病灶较小的胃肿瘤，采取经口取标本可能是最理想的取标本方式和途径。经口取标本不需再另辟蹊径，这也是胃肿瘤最符合手术损伤效益比原则（SDBRP）的取标本途径。但由于食管管腔狭长、管壁弹性差，术者在开展经口取标本手术时，一定要进行充分术前准备，并且严格把握手术适应证要求，同时要熟练掌握取标本的操作技巧。

结合上述内容，要求对拟行To-NOSES患者的术前准备可采用如下方案：①术前行常规胃镜检查，明确上消化道，尤其是食管与口咽部，是否存在生理或病理性狭窄，以及是否存在其他疾病导致无法完成经口取标本手术的情况；②术前6～8小时禁食水，保证胃充分排空；③手术取标本操作前，将口腔内异物取出，如牙套、假牙等，确保取标本的顺利实施。

（五）围术期心理干预与指导

目前，随着NOSES手术在临床中的逐渐普及，该技术在心理方面的优势也逐渐呈现，而且越来越多证据表明，NOSES最大的优势就是减轻患者围术期的不良心理暗示，提高患者术后的生活质量。因此，在围术期，一定要向患者及家属充分告知NOSES手术的主要操作特点及其重要价值与优势，以最大程度帮助患者减轻焦虑和恐慌心理，对患者进行心理支持。这也体现了“评-扶-控-护-生（ASCPS）”中“扶正固本，支持治疗”的核心理念。此外，除充分告知NOSES的相关事项，也需对麻醉和手术的其他问题进行充分心理干预和疏导。

术前患者多因缺乏疾病知识、惧怕手术或其他问题而产生焦虑、不安的心理因素，故医护人员应熟练运用心理学知识做好心理指导。术前患者常见的心理问题包括担心手术的危险性、不理解麻醉的过程、不知道疼痛的程度、对病情的悲观情绪。解决这些问题最有效的方法是消除不安情绪，增强患者的安全感。医护人员也可通过了解和掌握患者及亲属对疾病诊断、治疗、护理的认识程度及思想状况进行分析，采取积极措施，去除患者焦虑、紧张、恐惧、不安、消沉、悲观等不良心理反应，充分保证患者睡眠、休息和食欲，增加机体免疫力和对手术的耐受力，使双方对手术治疗有正确的态度和良好的心理准备。

（六）器官功能保护要点

NOSES的快速发展主要归功于其本身的巨大优势和价值，包括减轻手术创伤、加速患者术后康复和减轻患者不良心理暗示等，同时也高度迎合微创时代发展的大势所趋和客观需要。NOSES这些优势也正是外科手术器官功能保护的重要体现和完美诠释。器官功能保护是当下外科的热议话题，也是微创外科手术开展的必然要求。从本质上讲，NOSES与器官功能保护的诞生初衷相同，发展目标高度契合。NOSES是外科手术器官功能保护的重要实践者，器官功能保护又是NOSES理论体系发展的风向标，二者相辅相成，共同构成了现代微创外科发展的重要元素。

NOSES是手术入路中器官功能保护的最好体现，该技术既能最大限度满足术者操作便利性，也最大程度完好保留腹壁的完整性与功能。针对标本取出方式，NOSES也颠覆了人们对传统经腹取标本的固有认识，也让人们重新审视自然腔道在取标本过程中展现的巨大潜力和可行性。对结直肠NOSES而言，经直肠取标本充分利用了手术中已开放的自然腔道，而经阴道取标本则属于另辟蹊径，巧借阴道完成标本取出。无论何种途径，均需保证标本的完整性，且不直接触碰切口，这是无瘤原则的基本要求。同时，取标本途径选择也要遵循肿瘤功能外科原则和手术损伤效益比原则。从发展角度看，在保障肿瘤根治前提下，更好保留器官功能，才是微创手术的未来发展趋势。

四、NOSES器械选择及团队建设

（一）手术操作平台选择

目前，NOSES设备平台主要是2D腹腔镜器械设备，只要有腹腔镜设备的中心均可开展NOSES。此外，3D腹腔镜、“机器人”手术、单孔腹腔镜等也均可完成NOSES，但不同设备平台各有优势。3D腹腔镜使操作视野更加清晰逼真，可使手术操作更加精准确切。“机器人”手术过滤了人手的细微抖动，使操作更加稳定、灵活。单孔腹腔镜减少了腹壁戳卡切口，表现出更好的微创效果，但由于缺少助手配合，单孔腹腔镜手术的操作难度也明显提高，对术者操作提出更高要求。在平台选择时，要求首先要以确保手术安全为主要目的，无论是腹腔镜平台还是“机器人”手术平台，术者要具有驾驭平台操作的能力，尤其是能很好保证NOSES无菌术与无瘤术的实施。其次，在确保安全前提下，才需考虑如何减少手术创伤，如选择单孔腹腔镜操作平台，需结合术者自身操作习惯和技术水平量力而行。

（二）取标本辅助工具选择

与常规腹腔镜手术相比，NOSES需要一个辅助工具协助标本经自然腔道取出，避免标本与自然腔道接触，保证无菌操作与无瘤操作。用于取标本的工具主要分为硬质和软质两种，软质工具有更好的可塑性和弹性，不受标本大小限制，只要自然腔道条件允许，均可取出，主要包括切口保护套、电线保护套、无菌标本袋等。硬质设备韧性更好，具有良好的支撑作用，标本环周径小于设备口径时，可以顺利将标本取出，但标本环周径大于设备口径，标本将很难取出。硬质工具主要包括塑料套管、经肛内镜等。目前，临床中也有硬质、软质工具联合应用或使用双重软质工具等多重保护手段，进一步确保取标本过程的无菌无瘤操作。推荐取标本工具的合理使用，但选择何种工具需结合患者具体病情以及术者经验习惯进行综合考量。

（三）手术团队建设

NOSES手术是基于腔镜手术基础之上开展的，因此NOSES的手术团队除了要有扎实的腹腔镜手术基本功，还要对各种NOSES手术具有深入研究，具有娴熟的手术操作技能和配合技巧。NOSES手术团队成员组成主要包括主刀医生、第一助手、扶镜手和体外取标本助手，只有团队的默契配合才能保证手术的顺利实施。主刀医生是整个团队的灵魂和指挥官，需要对疾病状态有充分认知，对手术有深刻理解，这样才有能做到有的放矢，全面把控手术进程。对第一助手，在NOSES手术操作过程中，尤其是消化道重建和标本取出环节，其作用至关重要。在操作过程中，一助需要与主刀对抗牵拉更好的展示手术平面，利于手术操作，同时对手术步骤和主刀的习惯要有充分的理解和掌握。扶镜手也是手术团队的重要组成部分，手术过程中要求其要紧跟术者操作，提供一个清晰、全面、舒适的手术操作画面，确保手术流畅进行。

与常规腹腔镜手术最大的不同，NOSES手术团队需要一名体外取标本助手，其对于NOSES手术十分重要，甚至直接关系手术成败。由于经自然腔道取标本是一个技巧性很强的操作，这也对取标本助手提出了很高的要求。第一，在取标本操作前，取标本助手需要对自然腔道的解剖状态进行仔细评估，以及充分准备。如经肛门取标本前，助手需要进行充分扩肛至容纳四指，才能保证标本的顺利取出。第二，在取标本过程中，体外助手需要与术者密切配合，所有操作要听从术者指挥；取标本时要缓慢轻柔操作，切忌暴力牵拉撕扯导致自然腔道损伤或标本破碎；更重要的是，在操作过程中一定要注意无菌无瘤操作理念。第三，完成标本取出后，要仔细检查自然腔道是否有损伤，标本是否完整，取标本保护套是否有破损等，以确保手术安全实施。

因此，一个合格的NOSES手术团队，不仅要对患者解剖结构了然于心，还要有丰富的手术实战经验。只有对NOSES各种术式的反复学习训练，才能完成完美的NOSES手术，也让患者感受到NOSES所具有的极致微创优势。

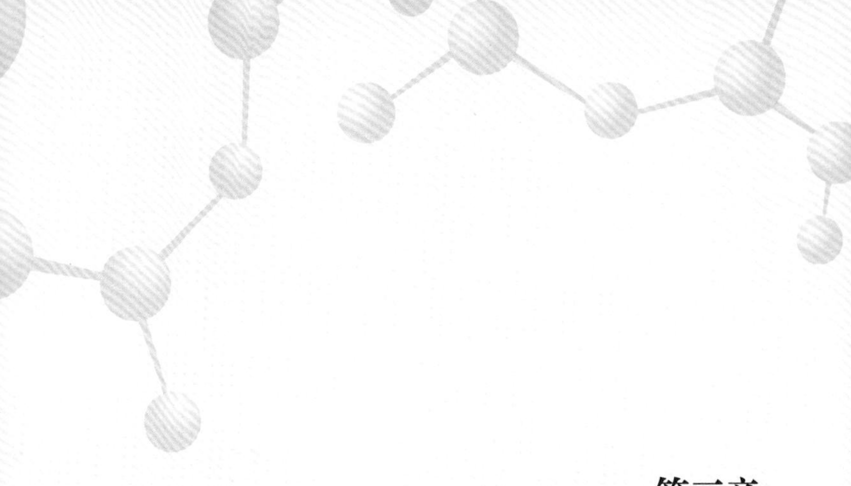

第三章

结直肠癌 NOSES

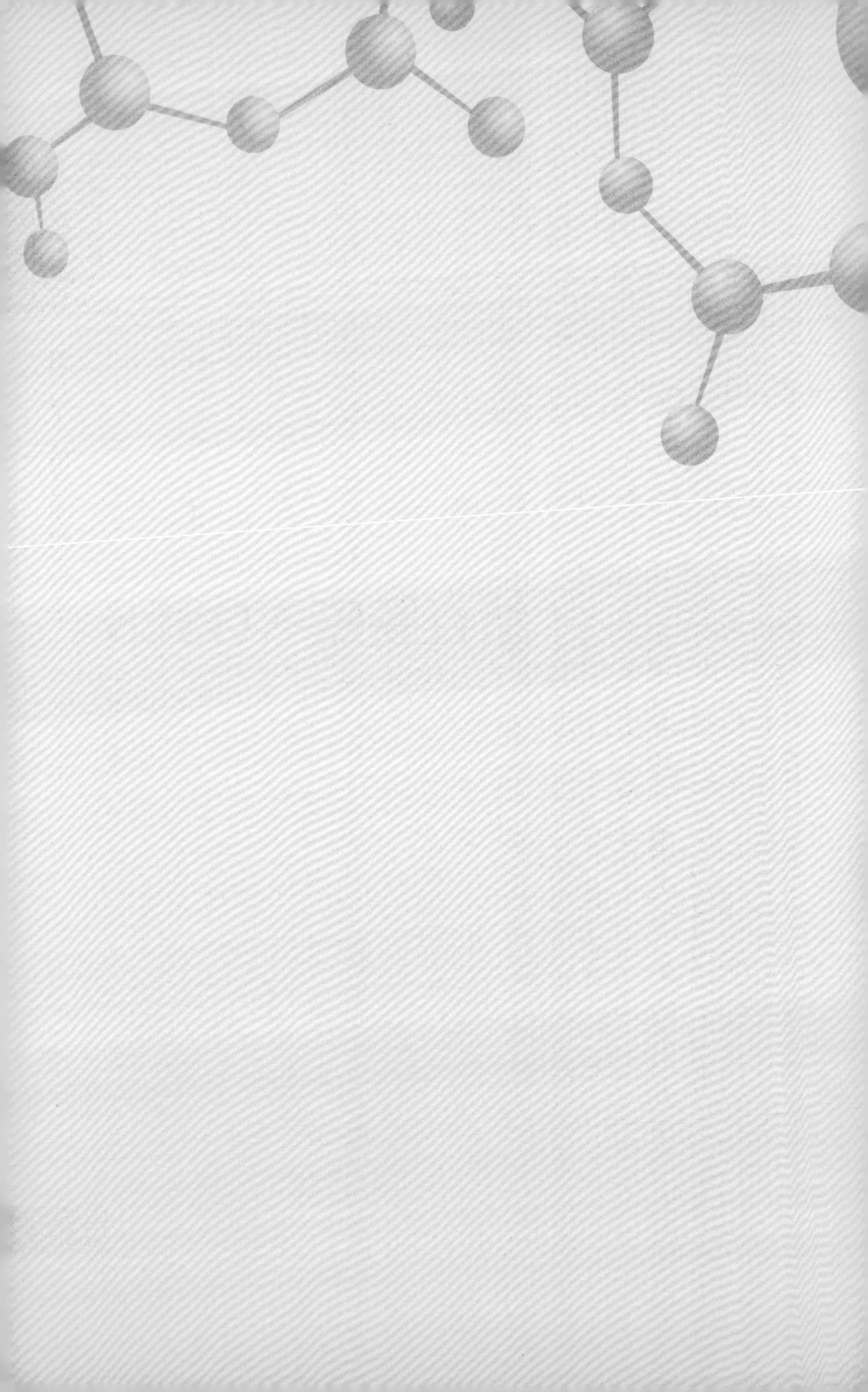

一、结直肠癌NOSES术式命名

目前，结直肠肿瘤经自然腔道取标本手术的中国专家共识、国际共识所推荐的结直肠NOSES主要有10类，21种术式，具体术式覆盖了结直肠各个部位。其中，直肠NOSES包括5类手术，分别针对高位、中位以及低位直肠；结肠NOSES包括五类手术，主要适用于左半结肠、右半结肠以及全结肠。NOSES术式命名可清晰完整反映出手术部位、手术方式、标本取出途径及标本取出方式等。为了便于书写记忆，每个术式均对应一个英文简称，具体手术命名及简称详见表2。

随着对NOSES理论体系认识加深，NOSES Ⅰ式又得到了进一步更新完善，共包括7种操作方式：NOSES Ⅰ式A法（外翻法）、B法（改良外翻法），C法（结肠肛管吻合术，Parks法）、D法（经括约肌间隙切除术，ISR法）、E法（结肠经肛管拉出术，Bacon法）、F法（Petr V.Tsarkov提出）、G法（适形切除）。NOSES Ⅱ式和Ⅲ式除了传统的A法（先拉出后离断）外，提出了改良的B法（先离断标本后依次拉出标本和近端肠管）。此外，NOSES Ⅵ式也更新为两种方法，A法为经直肠断端取标本，B法为切开直肠取标本。NOSES Ⅷ式也包括3种方法，A法为经阴道取标本，B法为切开直肠取标本，C法为改良内镜辅助经横结肠腔道取标本。

表2　结直肠癌NOSES术式及命名

术式简称	手术名称	取标本途径	肿瘤位置
CRC-NOSES Ⅰ (A~G法)	腹部无辅助切口经肛门取标本的腹腔镜下低位直肠前切除术（癌根治术）	直肠	低位直肠
CRC-NOSES Ⅱ（A、B法）	腹部无辅助切口经直肠拉出切除标本的腹腔镜下中位直肠前切除术（癌根治术）	直肠	中位直肠
CRC-NOSES Ⅲ（A、B法）	腹部无辅助切口经阴道拉出切除标本的腹腔镜下中位直肠前切除术（癌根治术）	阴道	中位直肠
CRC-NOSES Ⅳ	腹部无辅助切口经直肠拖出标本的腹腔镜下高位直肠前切除术（癌根治术）	直肠	高位直肠/乙状结肠远端
CRC-NOSES Ⅴ	腹部无辅助切口经阴道拖出标本的腹腔镜下高位直肠前切除术（癌根治术）	阴道	高位直肠/乙状结肠远端
CRC-NOSES Ⅵ (A、B法)	腹部无辅助切口经肛门拖出标本的腹腔镜下左半结肠切除术（癌根治术）	直肠	左半结肠/乙状结肠近端
CRC-NOSES Ⅶ	腹部无辅助切口经阴道拖出标本的腹腔镜下左半结肠切除术（癌根治术）	阴道	左半结肠/乙状结肠近端
CRC-NOSES Ⅷ (A、B、C法)	腹部无辅助切口经自然腔道拖出标本的腹腔镜下右半结肠切除术（癌根治术）	阴道/直肠	右半结肠
CRC-NOSES Ⅸ	腹部无辅助切口经肛门拖出标本的腹腔镜下全结肠切除术（癌根治术）	直肠	全结肠
CRC-NOSES Ⅹ	腹部无辅助切口经阴道拖出标本的腹腔镜下全结肠切除术（癌根治术）	阴道	全结肠

二、适应证与禁忌证

在NOSES临床实践中，合理选择适应人群是开展NOSES的重要前提。由于NOSES是基于常规微创设备平台完成的，因此NOSES必须先满足常规微创手术基本要求，主要包括：①手术团队一定要具备丰富的腹腔镜手术经验，并能熟练完成全腔镜下消化道重建；②不能用于局部晚期肿瘤；③不适用于肿瘤引起的急性肠梗阻和肠穿孔；④需进行全腹腔探查；⑤需考虑术前病灶定位。

NOSES需经自然腔道完成标本取出，这对NOSES适应证也提出了具体要求，主要包括：肿瘤浸润深度以T2~T3为宜；经肛门取标本要求标本最大环周直径＜5cm为宜；经阴道取标本要求标本最大环周直径5~7cm为宜。在临床工作中，可以根据肠系膜厚度、自然腔道解剖结构等情况，灵活掌握手术适应证。良性肿瘤、Tis、T1期肿瘤病灶较大，无法经肛门切除或局切失败者，也是NOSES的合理适应证。

NOSES相对禁忌证包括肿瘤病灶较大、肠管系膜肥厚、患者过度肥胖（BMI≥35kg/m^2）。此外，合并肛周疾病或肛门狭窄者不建议开展经直肠NOSES，合并妇科急性感染、阴道畸形或未婚未育以及已婚计划再育的女性，不建议开展经阴道NOSES。目前，临床也有一些特殊NOSES病例报道，包括局部晚期结直肠癌、多原发癌、联合脏器切除、多脏器切除NOSES术等。但由于技术难度高，手术复杂，不建议广泛推广，仅限于有经验手术团队选择性开展。

肿瘤位置对直肠NOSES手术方式的选择至关重要，因此十分有必要对直肠分段进行准确界定。建议直肠分段的判断标准以齿状线为标志，具体分段建议如下：距齿状线5cm以内为下段直肠，距离齿状线5~10cm为中段直肠，距离齿状线10cm以上称为上段直肠（图3）。以此为依据对直肠进行分段，并选择NOSES术式。具体不同NOSES术式的详细适应证和禁忌证如下。

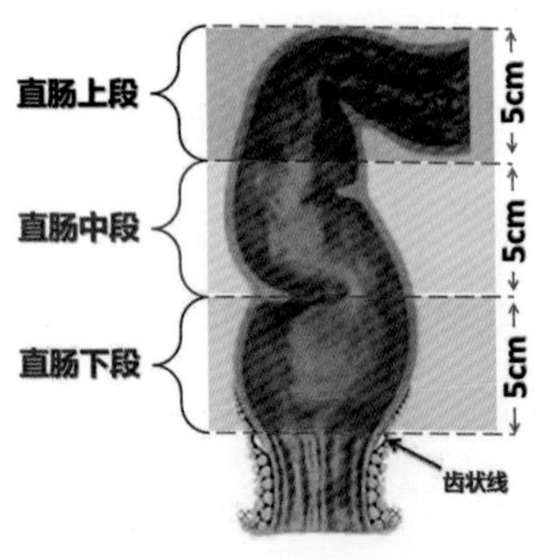

图3　直肠分段示意图

（一）CRC-NOSES Ⅰ

1.A法和B法

【适应证】

（A）低位直肠癌或良性肿瘤，肿瘤下缘距齿状线2~5cm为宜；

（B）肿瘤浸润深度以T3以内为宜；

（C）浸润溃疡型肿瘤，且侵犯肠管小于1/2周；

（D）隆起型肿瘤，肿瘤直径小于3cm。

【禁忌证】

（A）肿瘤侵犯肠管大于1/2周；

（B）肿瘤直径大于5cm；

（C）黏液腺癌或印戒细胞癌，且术中无法明确下切缘状况；

（D）过于肥胖者（BMI > 35kg/m^2）。

2.C法（Parks法）

【适应证】

（A）低位直肠癌或良性肿瘤，肿瘤下缘距齿状线2~3cm为宜；

（B）肿瘤浸润深度以T3以内为宜；

（C）肿瘤侵犯肠管大于1/2周，标本无法经肛门外翻取出者；

（D）浅表浸润型，或巨大腺瘤恶变者。

【禁忌证】

（A）肿瘤局部浸润较重者（T3及以上者）；

（B）肿瘤环周径大于5cm，经肛门拖出困难者；

（C）黏液腺癌或印戒细胞癌，且术中无法明确下切缘状况；

（D）过于肥胖者（BMI＞35kg/m²）。

3.D法（ISR法）

【适应证】

（A）低位超低位直肠癌；

（B）浸润溃疡型肿瘤，活动性良好；

（C）隆起型肿瘤，肿瘤环周径小于5cm；

（D）肿瘤浸润深度为T1或T2；

（E）病理类型为高、中分化腺癌。

【禁忌证】

（A）肿瘤下缘位于齿状线至齿状线上3cm以内；

（B）肿瘤环周径大于5cm；

（C）直肠癌侵犯深度达T3；

（D）低分化或黏液腺癌，术中无法行快速冷冻病理确定下切缘状况者；

（E）过于肥胖者（BMI > 35kg/m²）。

4.E法（Bacon法）

【适应证】

（A）低位直肠癌或内镜下不能切除的良性肿瘤；

（B）肿瘤可以半周至环周生长，以扁平型为宜；

（C）肿瘤未侵及内外括约肌；

（D）经局部切除后需要补充根治切除，但器械无法吻合的低位肿瘤患者。

【禁忌证】

（A）肿瘤体积过大，无法经肛门拉出者；

（B）乙状结肠及系膜长度无法满足经肛门拉出者；

（C）直肠系膜过于肥厚无法经肛门拉出者；

（D）过于肥胖者（BMI > 35kg/m²）；

（E）直肠阴道瘘局部炎症较重者。

5.F法

【适应证】

（A）低位直肠癌或良性肿瘤，肿瘤下缘距齿状线2~5cm为宜；

（B）肿瘤浸润深度以T3以内为宜；

（C）浸润溃疡型肿瘤，且侵犯肠管小于1/2周；

（D）隆起型肿瘤，肿瘤环周径小于5cm。

【禁忌证】

（A）肿瘤侵犯肠管大于1/2周，肿瘤环周径大于5cm；

（B）乙状结肠及系膜长度无法满足经肛门拉出者；

（C）直肠系膜过于肥厚无法经肛门拉出者；

（D）黏液腺癌或印戒细胞癌，且术中无法明确下切缘状况；

（E）过于肥胖者（BMI＞35kg/m^2）。

6.G法

【适应证】

（A）低位直肠癌或良性肿瘤，肿瘤下缘距齿状线2cm以内为宜；

（B）肿瘤浸润深度以T2以内为宜；

（C）浸润溃疡型肿瘤，且侵犯肠管小于1/3周；

（D）隆起型肿瘤，肿瘤环周径小于3cm；

（E）肿瘤分化良好（中或高分化）。

【禁忌证】

（A）肿瘤侵犯肠管大于1/3周，肿瘤环周径大于3cm；

（B）乙状结肠及系膜长度无法满足经肛门拉出者；

（C）直肠系膜过于肥厚无法经肛门拉出者；

（D）肿瘤分化差（低分化癌、未分化癌或黏液腺癌），且术中无法明确下切缘状况；

（E）过于肥胖者（BMI＞35kg/m²）。

（二）CRC-NOSES Ⅱ

【适应证】

（A）中位直肠癌或良性肿瘤，肿瘤下缘距齿状线5~10cm为宜；

（B）肿瘤浸润深度以T3以内为宜；

（C）浸润溃疡型肿瘤，且侵犯肠管小于1/2周；

（D）隆起型肿瘤，肿瘤环周径小于5cm；

【禁忌证】

（A）肿瘤体积过大，无法经肛门拉出；

（B）乙状结肠及系膜长度无法满足经肛门拉出；

（C）直肠系膜过于肥厚无法经肛门拉出；

（D）过于肥胖者（BMI＞35kg/m²）。

（三）CRC-NOSES Ⅲ

【适应证】

（A）女性中位直肠癌或良性肿瘤，肿瘤下缘距齿状线5~10cm为宜；

（B）隆起型肿瘤，肿瘤环周径介于5～7cm之间；

（C）肿瘤浸润深度以T3以内为宜；

（D）浸润溃疡型肿瘤，且侵犯肠管小于1/2周。

【禁忌证】

（A）肿瘤体积过大，取出有困难者；

（B）乙状结肠及系膜长度无法达到经阴道拉出者；

（C）过于肥胖者（BMI > 35kg/m^2）。

（四）CRC-NOSES Ⅳ

【适应证】

（A）高位直肠（肿瘤下缘距齿状线大于10cm）、直肠乙状结肠交界处肿瘤或乙状结肠远端肿瘤；

（B）隆起型肿瘤，肿瘤环周径小于5cm；

（C）肿瘤浸润深度以T3以内为宜；

（D）浸润溃疡型肿瘤，且侵犯肠管小于1/2周。

【禁忌证】

（A）肿瘤过大，无法经直肠肛门拖出者；

（B）乙状结肠系膜过于肥厚，判定经肛拖出困难者；

（C）过于肥胖者（BMI > 35kg/m^2）。

（五）CRC-NOSES Ⅴ

【适应证】

（A）女性高位直肠（肿瘤下缘距齿状线大于10cm）、直肠乙状结肠交界处肿瘤或乙状结肠远端肿瘤；

（B）隆起型肿瘤，肿瘤环周径介于5～7cm之间；

（C）肿瘤浸润深度以T3以内为宜；

（D）浸润溃疡型肿瘤，且侵犯肠管小于1/2周。

【禁忌证】

（A）肿瘤环周径大于7cm，经阴道取出困难者；

（B）肿瘤侵出浆膜；

（C）过于肥胖者（BMI＞35kg/m^2）。

（六）CRC-NOSES Ⅵ

【适应证】

（A）肿瘤位于横结肠近脾曲、结肠脾曲、降结肠和乙状结肠近端；

（B）肿瘤浸润深度以T3以内为宜，肠系膜及血管根部无或少量肿大淋巴结为宜；

（C）浸润溃疡型肿瘤，且侵犯肠管小于1/2周；

（D）隆起型肿瘤，肿瘤环周径小于3cm。

【禁忌证】

（A）肿瘤环周径大于3cm，无法经肛门拉出；

（B）肿瘤侵出浆膜；

（C）过于肥胖者（BMI＞35kg/m^2）。

（七）CRC-NOSES Ⅶ

【适应证】

（A）女性横结肠近脾曲、结肠脾曲、降结肠和乙状结肠近端肿瘤；

（B）肿瘤浸润深度以T3以内为宜，肠系膜及血管根部无或少量肿大淋巴结为宜；

（C）隆起型肿瘤，肿瘤环周径介于3~7cm。

【禁忌证】

（A）肿瘤环周径大于7cm者；

（B）肿瘤侵出浆膜；

（C）过于肥胖者（BMI＞35kg/m^2）。

（八）CRC-NOSES Ⅷ

【适应证】

（A）右半结肠肿瘤；

（B）隆起型肿瘤，经阴道取标本者肿瘤环周径小于7cm，经直肠取标本者环周径小于5cm；

（C）肿瘤浸润深度以T3以内为宜，肠系膜及血管根部无或少量肿大淋巴结为宜；

（D）浸润溃疡型肿瘤，且侵犯肠管小于1/2周。

【禁忌证】

（A）肿瘤环周径大于7cm；

（B）肿瘤侵出浆膜；

（C）过于肥胖者（BMI＞$35kg/m^2$）。

（九）CRC-NOSES Ⅸ

【适应证】

（A）男性家族性腺瘤性息肉病；

（B）林奇综合征相关结直肠癌，且最大病灶环周径＜5cm为佳；

（C）结肠多发恶性肿瘤，且最大病灶环周径＜5cm为佳；

（D）溃疡性结肠炎经内科治疗无效者；

（E）便秘等良性疾病需全结肠切除者。

【禁忌证】

（A）肿瘤最大病灶环周直径大于5cm者；

（B）过于肥胖者（BMI＞$35kg/m^2$）；

（C）肿瘤侵出浆膜者。

（十）CRC-NOSES X

【适应证】

（A）女性结肠多发恶性肿瘤，最大环周径5~7cm者为最佳；

（B）家族性腺瘤性息肉病，经肛门取出困难者；

（C）林奇综合征相关结直肠癌，最大环周径5~7cm者为最佳；

（D）溃疡性结肠炎内科治疗无效，局部肠段系膜肥厚，经肛门取出困难者；

（E）此术式适合切除全部大网膜的全结肠切除术。

【禁忌证】

（A）肿瘤最大病灶环周径大于7cm者；

（B）过于肥胖者（BMI > 35kg/m²）；

（C）肿瘤侵出浆膜者。

三、无菌术与无瘤术操作规范

面对无菌术和无瘤术，不仅NOSES需要，开腹手术或常规腹腔镜手术也同样涉及，因此需客观、理性看待这一问题。为确保NOSES术中无菌术与无瘤术实施，建议从以下几个方面把控。首先，术者要具有良好的无菌与无瘤观念，这是任何手术操作都需具备的大前提；第二，术前必须进行充分肠道和阴道准备；第三，必须掌握一定的手术操作技巧，重视手术团队的整体配合，尤其是消化道重建和标本取出环节，这是完成高质量NOSES手术的核心步骤，比如腹腔内碘伏纱布条妙用、助手吸引器的密切配合、经肛门注入碘伏水灌洗肠腔、大量碘伏蒸馏水冲洗术区、取标本保护套的使用等一系列操作技巧，均能降低腹腔污染和肿瘤种植发生的风险；第四，控瘤药物及抗菌药物的合理使用。建议对有高危复发风险的结直肠癌患者，特别是肿瘤侵及浆膜、有淋巴结转移、腹腔冲洗液细胞学检查游离癌细胞为阳性或可疑阳性者、术中瘤体被过度挤压或瘤体破裂者等进行腹腔化疗。术中将化疗药物注入腹腔直接作用于腹腔内种植和脱落的癌细胞，维持腹腔内较高的有效药物浓度，是治疗和预防结直肠癌腹腔种植转移的重要手段之一。术中无瘤操作及预防腹腔种植复发的干预措施是积极的，并已有证据支持，但仍需更高级别的证据。肿瘤切除范围与淋巴结清扫也是无瘤原则的重要考量指标，切除范围将按不同部位、术式分别予以定义，淋巴结清扫进行统一规范。

四、结直肠癌NOSES淋巴结清扫

以术前评估或术中探查的结直肠癌淋巴结转移情况或肿瘤浸润肠壁深度为依据。术前评估或术中探查发现结直肠癌可疑淋巴结转移者须行D3淋巴结清扫。术前评估或术中探查未发现结直肠癌淋巴结转移者，依据肿瘤浸润肠壁深度决定淋巴结清扫范围：①对cT1期结直肠癌浸润至黏膜下层者，须行D2淋巴结清扫；②对cT2期结直肠癌（浸润至固有肌层者），至少须行D2淋巴结清扫，亦可选择行D3淋巴结清扫；③对cT3期结直肠癌，须行D3淋巴结清扫。其他结直肠肿瘤按照具体肿瘤淋巴结清扫原则进行。

（一）直肠癌NOSES切除范围

直肠癌近切缘距离肿瘤≥10cm。高位直肠癌远端切缘距离肿瘤≥5cm。中低位直肠癌远端切缘距离肿瘤≥2cm。癌原发灶、肠系膜及区域淋巴结一并切除。直肠癌根治术推荐遵循TME原则。其他直肠肿瘤按照具体肿瘤规定的切除范围进行。

（二）左半结肠癌NOSES切除范围

左半结肠癌切缘距离肿瘤≥10cm。癌原发灶、肠系膜及区域淋巴结一并切除。左半结肠癌根治术推荐遵循CME原则。其他左半结肠肿瘤按照具体肿瘤规定的切除范围进行。

（三）右半结肠癌NOSES切除范围

右半结肠癌近端切缘在回肠距离回盲部15cm处。右半结肠癌远端切缘距离肿瘤≥10cm。癌原发灶、肠系膜及区域淋巴结一并切除。右半结肠癌根治术推荐遵循CME原则。其他右半结肠肿瘤按照具体肿瘤规定的切除范围进行。

（四）CRC-NOSES Ⅸ和CRC-NOSES Ⅹ的肿瘤切除范围

两者切除范围相同。近端切缘在回肠距离回盲部15cm处。远端切缘依据肿瘤位置决定，高位直肠癌远端切缘距离肿瘤≥5cm。中低位直肠癌远端切缘距离肿瘤≥2cm。癌原发灶、肠系膜及区域淋巴结一并切除。结肠癌根治术推荐遵循CME原则。直肠癌根治术推荐遵循TME原则。其他结直肠肿瘤按照具体肿瘤规定的切除范围进行。

五、经自然腔道取标本操作规范

经自然腔道取标本是NOSES手术最具特色的核心手

术步骤，也是最受关注和热议的手术环节。经自然腔道取标本操作体现很强的个体差异，既与患者自然腔道解剖生理状况有关，也与医生对取标本的认知水平和操作经验有关。对取标本操作原则概括为以下三方面：第一，严格掌握各种取标本手术操作的适应证要求；第二，取标本途径选择需遵循肿瘤功能外科原则和手术损伤效益比原则，最大程度减少因取标本操作给患者带来的损伤；第三，充分掌握取标本的操作规范，严格遵守无菌、无瘤操作原则。

（一）经直肠断端取标本

目前，经肛门取标本包括两种方式，一种为经直肠断端取标本，另一种为经直肠切口取标本。经直肠断端取标本是目前结直肠NOSES术应用最广、创伤最小的首选取标本途径。为兼顾取标本操作的安全性与可行性，对该操作规范要求如下：术中取标本前必须进行充分扩肛，用大量碘伏水冲洗直肠断端；取标本前需置入无菌保护工具避免标本与自然腔道接触；取标本过程中需轻柔缓慢操作，避免暴力拉拽破坏标本完整性；如取标本阻力较大，可让麻醉医师适当给予肌松药物，降低肛门括约肌张力。经肛门取标本是否会损伤肛门括约肌以及影响排便功能，是NOSES手术关注的焦点问题。结合目前研究结果可知，经肛门取标本并无明显增加肛门损伤的风险。

（二）经直肠切口取标本

经直肠切口取标本是另一种经肛门取标本操作，该途径主要适用于男性右半结肠或左半结肠或横结肠切除的患者。该取标本方式增加了一处直肠切口，增加了术后肠漏风险，因此术前必须与患者及家属进行充分沟通并取得同意才可开展该手术。经直肠切口取标本存在两处操作难点：第一，如何使标本顺利经肛门取出，操作要点与经直肠残端取标本一致；第二，如何选择直肠切口以及具体操作规范。

建议直肠切口位置选择在腹膜反折以上直肠中段前壁，切口大小约3cm，切口方向平行于肠管走形，肠管切开时勿损伤对侧肠壁。肠管切口缝合建议采用自切口远端向近端的连续缝合，缝合后需进行充气注水试验检测直肠切口是否缝合完整。

（三）经阴道切口取标本

对经阴道取标本手术，阴道切开与缝合是手术的操作难点。推荐阴道切口位置为阴道后穹隆，后穹隆便于腹腔镜下寻找和暴露，具有良好愈合能力，周围无重要血管神经，对患者性生活影响小。阴道切开包括腹腔镜下切开和经阴道切开，术者可根据操作习惯进行选择。阴道切口长度建议3~5cm，方向为横行切开，切开深度为阴道壁全层，完成标本取出后，需经腹腔冲洗阴道。阴道切口缝合包括经阴道缝合和腹腔镜下缝合，缝合方式多采用倒刺线从阴道切口一端向另一端进行连续全层缝合，缝合后需行阴道指诊检查切口是否缝合确切。

（四）经自然腔道取标本经验与技巧

1.两步翻出法应用于经肛门外翻切除标本

在传统的腹腔镜辅助下直肠外翻拖出式直肠癌手术中，若肿瘤较小且系膜较薄时，采用一步翻出法可轻松将远端直肠翻出。但对肿瘤较大或系膜肥厚的患者，此法容易导致外翻失败及肿瘤破碎。两步翻出法克服了肿瘤较大和系膜肥厚导致翻出失败的困难。直肠在外翻时所遇到的阻力是肿瘤组织和系膜牵出肛门过程中聚集成团，卡在肛门口所致，所以在两步翻出法中，当外翻明显感到阻力时，首先剪开翻出的直肠顶端（约3cm），将裁剪的系膜自此拉出体外，起到较好的压力分流作用，减小了翻出的压力，再将剩余带肿瘤的肠管翻出时已无系膜的干扰和挤压，很容易将其翻出体外。两步翻出法看似多了一个切开肠壁取出系膜的操作，但由于这个操作耗时很短，系膜拉出后，使整个翻出过程更顺利，而且翻出后标本大都完好无损，减少了冲洗肠管的工作量，所以反而耗时减少。

2.经肛门取标本扩肛技巧

①扩肛前给予肌松药物是有必要的；②无菌保护套采用经主操作孔经腹置入方法；③助手经肛门取标本时可以先拉系膜，反向拉标本，也可正向拉标本；④牵拉标本时避免牵拉保护套，此时保护套可起隔离和扩张肛门的作用；⑤当肿瘤环周最大处进入肛管时可收保护套，并向外连同保护套一起牵拉；⑥腹腔镜下术者及助手经腹配合，收紧保护套内口，此时经腹操作的助手可用吸引器配合，防止标本向腹腔内渗液。

3.经阴道取标本操作技巧

选择切口的技巧：根据经验总结，可选用膀胱拉钩，经阴道外口置入阴道内，用其尖端顶住阴道后穹隆处。在膀胱拉钩的协助定位下，术者于腹腔镜下直下视横行切开阴道后穹隆，切口长度为3~5cm。由于阴道具有很强的延展性，在切口处上下牵拉扩展，切口扩大至

5cm即可满足取标本要求。

阴道切口缝合技巧：阴道切口的缝合可选择直视下体外缝合，也可选择腹腔镜下缝合。根据经验总结，体外缝合难度较低，尤其是对不能熟练掌握腹腔镜下缝合技巧的外科医师，体外缝合阴道是首选方法。①体外缝合：由于阴道后穹隆位置深在，因此进行体外缝合时，充分暴露阴道后穹隆切口十分必要。在临床实践中，常选用阴道窥器或膀胱拉钩等器械充分暴露阴道，用两把艾丽丝钳分别夹持阴道切口的上下缘，并适当向体外牵拉，而后进行间断或连续缝合数针。②腹腔镜下缝合：该缝合技术难度较大，对术者的操作能力提出很高要求。镜下缝合阴道需使用专用的阴道倒刺缝合线（15cm即可，线太长会影响操作）。缝合过程中需要将阴道切口上下缘向腹腔内牵拉，牵拉力量不宜过大，防止阴道出血。术者从阴道切口一端向对侧连续缝合数针，缝合后行阴道指诊检查切口是否缝合确切。缝合确切后，在阴道内填塞碘伏纱团一块，术后48小时取出即可。

六、消化道重建操作规范

NOSES手术需在全腔镜下进行消化道重建，这也是NOSES手术的重点和难点环节。建议NOSES手术消化道重建遵循开腹和常规腹腔镜手术消化道重建原则，包括以下几方面：①确保肿瘤根治性切除前提下，根据切除结直肠的范围，选择安全可行的消化道重建方式；②术中要确保吻合口张力小、血运好，并保证吻合口通畅无狭窄；③保证肿瘤功能外科原则，减少不必要组织损伤，并兼顾消化道生理功能；④对于直肠癌低位、超低位吻合保肛手术，如存在吻合口漏高危风险或患者进行了新辅助放化疗，酌情进行回肠保护性造口。

（一）消化道重建方式选择

结直肠消化道重建主要分为3种方式，端端吻合、功能性端端吻合和功能性侧侧吻合。吻合器官包括结肠-直肠吻合、结肠-结肠吻合、回肠-结肠吻合、结肠-肛管吻合。结肠-直肠吻合可用于直肠NOSES手术消化道重建，推荐端端吻合。结肠-结肠吻合适用于横结肠、左半结肠切除。回肠-结肠吻合适用于右半结肠切除，多采用直线切割闭合器进行侧侧吻合。结肠-肛管吻合主要适用于全直肠切除，吻合方式多为经肛门手工吻合。

（二）消化道重建注意事项

吻合前必须检查肠壁血运、吻合口张力、系膜方向是否扭转；吻合后检查吻合口渗漏、是否有出血、通畅程度等情况，检查方法包括充气注水试验、术中肠镜检查等。对于吻合不确切者，可于腹腔镜下进行吻合口加固缝合。对中低位直肠吻合保肛手术，也可采取经肛门吻合口加固缝合。完成消化道重建后，需在吻合口旁放置引流管，进行通畅引流。

七、主要并发症预防与处理

NOSES手术并发症主要包括两方面，即常规腹腔镜手术的共性问题以及NOSES独有的问题。

（一）吻合口漏

吻合口漏的发生包括局部因素、全身因素及技术因素，全身因素有营养状态不良、术前行放化疗等情况。局部因素包括吻合口血运障碍、张力大、周围感染、肠管水肿等。吻合技术相关因素包括缝合不严密、机械压榨强度较大等问题。因此，有效预防吻合口漏必须从以上三方面把控。目前，我国多中心开展的NOSES研究结果显示，NOSES术后吻合口漏的发生率为3.5%。吻合口漏确诊后应尽早治疗，局部通畅引流、控制感染是早期治疗的关键。大多数吻合口漏通过引流冲洗能达到自愈。如长时间不能自愈应考虑手术治疗，可行粪便转流术或再次行肠切除吻合。虽然NOSES术不增加吻合口漏发生，但术者需做好预防，要保证吻合口血运良好、无张力、无感染。

（二）腹腔感染

腹腔感染是结直肠NOSES手术备受关注的并发症之一。根据我国一项多中心研究结果表明，仅有0.8%的患者NOSES术后出现腹腔感染。结直肠NOSES发生腹腔感染的原因主要包括以下几点：术前肠道准备不充分、术中无菌操作不规范、术后吻合口漏、腹腔引流不充分等因素。因此，腹腔感染的预防也必须防范上述几个危险因素。腹腔感染治疗原则包括一般治疗、全身支持治疗、抗感染治疗、腹腔引流治疗。如腹腔感染症状较重或有腹腔脓肿形成，经保守治疗无效或症状持续无好转，需行手术治疗。

（三）吻合口出血

吻合口出血是术后早期并发症之一，NOSES手术多采用机械吻合，造成吻合口出血最主要原因是吻合口所在肠系膜裸化不全而存在血管，吻合钉未能有效闭合血管导致出血，吻合区域出血通常在术后48小时出现。根据我国多中心研究结果表明，0.9%的NOSES术后出现了吻合口出血。吻合口出血关键在预防，术中吻合肠管时，需仔细检查吻合口有无出血。必要时可于术中用腹腔镜联合内镜检查吻合口情况。如吻合口位置较低，可经肛加固缝合，如吻合口位置高，可于腹腔镜下进行缝合。

（四）腹腔出血

NOSES术后腹腔出血通常是由于手术止血或血管结扎不牢固，或患者有血液系统或其他系统疾病造成凝血功能障碍，未采取有效措施。腹腔出血预防关键在术中仔细认真操作，确保血管结扎确切可靠，对高龄或动脉硬化者，切忌过度裸化血管。术后少量出血可口服或肌注止血药物，密切观察病情变化。大量出血应密切关注血压、脉搏等生命体征，并做好随时手术探查的准备。

（五）直肠阴道瘘

直肠阴道瘘的原因可分为医源性和患者自身因素，其中前者与直肠阴道瘘的发生有重要关系。由于直肠癌病变位置较低，手术牵拉及视野不清易致阴道后壁被闭合在吻合口内或对阴道后壁造成挤压损伤。因此，良好的术野显露和吻合器击发前对阴道后壁关系的确认，对预防直肠阴道瘘的发生尤为关键。此外，对经阴道取标本的直肠患者，如术后出现直肠吻合口漏，也可能增加直肠阴道瘘风险。根据我国多中心研究结果表明，仅有

0.3%的患者术后出现直肠阴道瘘，虽发病率不高，但必须重视该并发症。对直肠阴道瘘患者，特别是医源性直肠阴道瘘者，应慎重选择手术时机。

（六）阴道出血和感染

阴道出血常见原因包括：标本过大导致阴道撕裂；阴道后穹隆缝合欠佳。

预防措施：术前做好评估；术中操作轻柔；阴道后穹隆缝合确切可靠。

阴道感染常见原因包括术前未做阴道准备；术中标本拖出时污染阴道；直肠阴道瘘。

预防措施：术前做好阴道准备；术中注意保护阴道，避免污染阴道。治疗包括全身抗感染和局部冲洗等治疗。

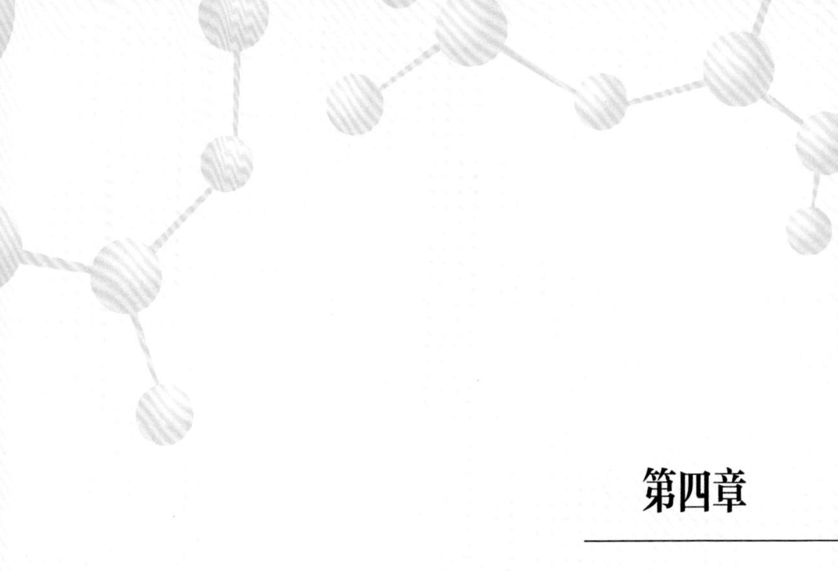

第四章

胃癌 NOSES

外科手术是治愈胃癌的主要手段，传统腹腔镜胃癌根治手术，需通过腹壁辅助切口将标本取出并完成消化道重建，辅助切口会增加切口感染几率，增加疼痛、切口疝、疤痕形成、皮肤感觉障碍和心理问题等相关并发症风险，并且一定程度上削弱了腹腔镜胃癌根治术的“微创”及“美容”优势，随着微创手术操作技术成熟、器械完善，借助腹腔镜或者“机器人”系统下进行胃癌根治性切除和体腔内消化道重建，使NOSES成为可行。近年来结直肠癌NOSES手术在中国迅速开展和普及，并得到了国内外普遍认可和推崇，给胃癌根治手术带来重要的启示。胃癌NOSES是NOSES理论体系的延伸和重要组成部分，随着我国早期胃癌病例数增加，胃癌NOSES手术将成为一个必然的趋势，也是胃肠外科领域术式创新的热点。

一、胃癌NOSES分类与命名

根据消化道重建方式及标本取出途径的不同，将胃癌NOSES命名为三大类九种术式，即经口NOSES（To-NOSES）、经直肠NOSES（Ta-NOSES）与经阴道NOSES（Tv-NOSES）三大类，结合胃切除范围的不同，如远端胃癌根治术、近端胃癌根治术、全胃切除术及胃局部切除术，将胃癌NOSES细分为九种术式。

（一）经口腔取标本的胃癌NOSES手术

从解剖上讲，经口腔-食管-胃腔途径取出胃手术标本是最直接的途径，无须增加其他内脏器官的切口。但食管的管壁薄且弹性较直肠、阴道差，管腔相对狭长，还有三处生理狭窄，标本取出时有造成食道损伤甚至撕裂的可能。因此该途径仅建议用于标本较小且无食管狭窄、静脉曲张的患者（肿瘤最大直径不超过2.5cm为宜，肥胖或系膜网膜肥厚者谨慎选择）。

（二）经阴道取标本的胃癌NOSES手术

该术式是目前胃NOSES手术最常见的取标本方式。适用于切除的标本体积较大，无法经口腔途径取出的女性患者。将胃标本装入标本袋内，转运至盆腔，于阴道后穹隆做3~5cm切口，经阴道将胃切除标本由腹腔内取出。

（三）经直肠取标本的胃癌NOSES手术

该术式主要适用于经口无法取标本的男性患者、未婚女性或曾接受妇科手术造成子宫颈阴道瘢痕狭窄及患有阴道炎症性疾病的女性。将胃标本装入标本袋内，转运至盆腔，通常选择腹膜反折以上处中段直肠纵行切开

3~5cm，经直肠切口拖出肛门外，可以3-0倒刺线连续缝合关闭直肠切口。

（四）胃癌NOSES命名

根据肿瘤部位和取标本途径等，GC-NOSES手术分成9种术式，详见表3。

表3　胃癌NOSES术式及命名

手术简称	手术全称	取标本途径
GC-NOSES Ⅰ式	腹部无辅助切口经直肠取标本的腹腔镜下远端胃切除术（毕Ⅰ式）	直肠
GC-NOSES Ⅱ式	腹部无辅助切口经阴道取标本的腹腔镜下远端胃切除术（毕Ⅰ式）	阴道
GC-NOSES Ⅲ式	腹部无辅助切口经直肠取标本的腹腔镜下远端胃切除术（毕Ⅱ式）	直肠
GC-NOSES Ⅳ式	腹部无辅助切口经阴道取标本的腹腔镜下远端胃切除术（毕Ⅱ式）	阴道
GC-NOSES Ⅴ式	腹部无辅助切口经直肠取标本的腹腔镜下近端胃切除术	直肠
GC-NOSES Ⅵ式	腹部无辅助切口经阴道取标本的腹腔镜下近端胃切除术	阴道
GC-NOSES Ⅶ式	腹部无辅助切口经直肠取标本的腹腔镜下全胃切除术	直肠
GC-NOSES Ⅷ式	腹部无辅助切口经阴道取标本的腹腔镜下全胃切除术	阴道
GC-NOSES Ⅸ式	腹部无辅助切口经口取标本的胃部分切除术	口腔

二、适应证与禁忌证

首先，要符合常规腹腔镜手术适应证和禁忌证的基本要求，可在腹腔镜下进行胃癌根治性R0切除和体腔内消化道重建。施行此手术需要术者掌握无菌无瘤原则以及肿瘤功能外科原则，不同的取标本途径选择应遵循手术损伤效益比原则，熟练掌握NOSES技术操作规范，注重团队的协同配合，在肿瘤根治性原则基础上确定手术适应证，以最小的损伤让患者获得最大的收益。

（一）胃肿瘤经口NOSES（GC-To-NOSES）

【适应证】

腹腔镜联合内镜外科技术（laparoscopic endoscopic cooperative surgery，LECS）切除胃壁良、恶性肿瘤；

病灶最大直径<2.5cm；

T0~T1期早期胃癌。

【禁忌证】

病灶最大直径≥2.5cm；

伴有淋巴结转移的胃癌患者；

伴有食管病变如静脉曲张、狭窄等。

（二）胃肿瘤经直肠NOSES（GC-Ta-NOSES）

【适应证】

胃良、恶性肿瘤；

cT1-3N0-2M0；

肿瘤最大径≤4cm为宜；

BMI<30kg/m^{2}为宜。

【禁忌证】

胃肿瘤浸润浆膜层或邻近脏器；

肿瘤最大径>4cm、淋巴结融合、BMI>30kg/m^2；

胃肿瘤引起梗阻、穿孔、出血等，需急诊手术；

盆腔底部肿瘤种植和腹膜播散者；

存在直肠肛门畸形、直肠或者肛门疤痕性狭窄等或者结肠-直肠吻合或者PPH手术后难以扩大直肠或肛管内腔，盆腔手术史引起盆腔广泛粘连。

（三）胃肿瘤经阴道NOSES（GC-Tv-NOSES）

【适应证】

胃良、恶性肿瘤；

cT1-3N0-2M0；

肿瘤最大径≤5cm为宜；

BMI<30kg/m^{2}为宜。

【禁忌证】

胃肿瘤局部病期较晚、浸润浆膜层或邻近脏器；

淋巴结肿大融合；

肿瘤最大径>5cm、无法经阴道拖出；

胃肿瘤引起梗阻、穿孔、出血等，需急诊手术；

BMI>30kg/m^2；

存在盆腔手术史引起盆腔广泛粘连、阴道畸形等；

对于未婚女性、有再生育需求或有妇科疾病的患者，则不宜选用经阴道取标本术式。

三、无菌操作与无瘤操作规范

腹腔镜胃癌手术操作复杂，在淋巴结清扫、消化道切除和重建、取出标本等过程中，可能出现肿瘤细胞脱落于腹盆腔和细菌污染。既往研究通过对术中盆腔冲洗液培养细菌阳性率的检测，证实了术中细菌污染的可能性。NOSES手术因其标本取出路径、过程的特殊性，需要制定严格的操作规范和操作细节，妥善解决腹腔镜胃癌NOSES手术面临的无菌、无瘤问题。

腹腔镜胃癌NOSES手术适应证相对较严格，故精准的术前诊断（肿瘤直径，T分期及N分期）、病人的全面评估，对妥善实施手术过程“无菌、无瘤”特别是“无瘤”至关重要。胃癌术前分期在《腹腔镜胃癌手术操作指南（2016版）》中已做了详尽规定。经直肠或经阴道的胃癌NOSES手术除遵守常规操作的“无菌、无瘤”外，主要集中在标本转运和取出过程中。

细菌可来自皮肤、胃肠道和阴道，拟实施腹腔镜胃癌NOSES手术，特别是拟自直肠取出标本的NOSESⅠ、Ⅲ、Ⅴ、Ⅶ式手术，推荐常规预防性应用抗菌素、服用泻药，以完全排空结直肠内容物，并保证远侧肠道相对清洁。无论是经直肠还是经阴道取标本的胃癌NOSES手术，术区规划、设计均需兼顾上腹、下腹及会阴部手术操作，特别是会阴部术区皮肤消毒、铺巾操作须严格遵循直肠癌Miles手术/经阴道妇科手术的操作规范。

尽管按照ERAS理念，胃癌患者术前多主张不常规放置鼻胃管。但胃癌NOSES强烈推荐麻醉完善后，术中放置鼻胃管，手术过程中，尤其离断标本前须吸尽胃腔内容物（包括气体和胃液以及食物残渣）缩小标本体积，防止胃内容物外溢污染腹腔，也为标本取出环节做好准备。癌细胞污染主要来自胃腔内容物外溢和取出标本过程中，损伤标本导致癌细胞泄漏，同时在胃癌根治术过程中胃的游离、淋巴结清扫及消化道重建等环节均需严格遵守“无菌、无瘤”的操作原则，具体应注意如下细节。

（1）术中须轻柔操作，沿正确的解剖间隙（层面）采用锐性分离，抓钳勿直接接触肿瘤、勿直接夹持淋巴结（以避免淋巴结破损），防止肿瘤细胞沾染或脱落；随时吸尽术野液体，随时将污染/沾染小纱条装入腹腔内预置小标本袋，使术野始终洁净、清晰，减少细菌/肿瘤细胞污染机会，有效预防肿瘤扩散或腹腔（标本取出通道）种植。对术中发现病灶侵及浆膜层（即T4a），则应行肿瘤部位纱布或医用胶覆盖，并果断放弃NOSES手术方式，必要时行腹腔灌洗脱落细胞学检查。

（2）离断胃/食管之前，再次确认胃腔内无气体、液体残留，并仔细检查标本侧胃壁是否有损伤（存在损伤则腔镜下缝合修复，以避免标本取出过程中破裂的风险）。

（3）选择团队熟悉的方式将标本置入密闭的标本袋，该过程应避免暴力，协调配合、轻柔操作，以免破坏标本袋的密闭性。

（4）切开残胃或食管残端前（吻合前）再次确认已吸尽消化道内容物，切开后以碘伏纱条进行周围组织保护，随时用吸引器吸净局部液体；术者团队应具备良好的技术储备，拥有熟练的腔内消化道重建技巧，以尽可能缩短消化道管腔的暴露时间。

（5）清扫、离断标本装袋及消化道重建完成后，术野、腹腔、标本袋表面需用超过3000mL灭菌用水（加或不加氟尿嘧啶等化疗药）冲洗（引流液清亮），以清除腹腔内可能存在的游离瘤细胞（细菌），再进入经自然腔道取标本流程。

（6）标本转运操作轻柔，勿损坏标本袋的密闭性，确保取标本过程中无腹盆腔污染，无挤压肿瘤造成腹盆腔肿瘤播散的风险。

（7）阴道后穹隆/直肠前壁切开前，须用碘伏水充分冲洗阴道/直肠，切口部位、长度、无菌保护套置入方法参照《经自然腔道取标本手术学》专著所述；切口过小、不恰当夹持可能会导致标本袋破裂而增加细菌污染或瘤细胞沾染风险。待阴道后穹隆切口/直肠切口缝合完成后，再次用大量碘伏水做盆腔冲洗，进一步提升肿瘤学及细菌学安全性。

四、经自然腔道取标本操作规范

胃癌NOSES在确保肿瘤学安全性和手术安全性前提下，采用经直肠、阴道或者口腔将标本自体腔取出体外，腹部无任何辅助切口。根据情况可在右下腹部加一个辅助戳卡便于直肠和阴道切开和缝合操作。

经自然腔道取标本是胃NOSES的关键手术步骤之一，主要包括四个步骤，即标本腹腔内转运、自然腔道切开、标本经自然腔道取出以及自然腔道缝合。

（一）经直肠取标本操作规范

1.标本腹腔内转运

胃癌手术标本位于上腹部，经直肠或阴道取标本操作在下腹部及盆腔，因此，需要将标本由上腹部转运至下腹部及盆腔。首先，将标本（包括胃、大网膜及胃周淋巴脂肪组织）纵行索状装入管状标本袋内，收紧标本袋口。然后，用抓钳轻柔地将标本袋由上腹部安全转运到盆腔。在标本转运过程中，主刀与助手需协调一致，确保标本袋无破损，避免撕扯或挤压标本。

2.直肠前壁切开

切开直肠前，在预切开肠管近端夹闭肠管，助手经肛门用碘伏水冲洗清洁直肠后，并将碘伏纱团置于直肠预切开处肠管内，将直肠壁充分撑起，确保切开肠管时不会损伤到对侧肠壁。在腹膜返折上沿直肠纵轴切开直肠前壁，切开长度为3~5cm。使用电钩或者超声刀切开肠壁时，切口周围放置纱布条保护好手术区域，助手同时用吸引器吸除可能溢出的肠内容物。

3.经直肠取标本

标本转运至盆腔后，助手将卵圆钳经肛门伸入直肠内，并从直肠切口进入腹腔，此时，主刀将标本袋一头递到助手卵圆钳口内，在主刀的协助下，将标本袋捋直，缓慢逐步推送入直肠腔内，并从肛门拖出标本袋。标本袋要始终保持条状，方便标本取出。按照主刀医生指示将标本由直肠缓慢拉出体外。取标本过程中，术者与助手需密切配合，助手吸引和外推标本。切忌强行拖拽标本，导致标本袋破损，或导致标本袋内的大网膜堆积于直肠切口处，甚至撕裂肠壁。

4.直肠切口缝合

纵切纵缝肠壁切口，用倒刺线从切口的远端向近端连续全层缝合，并间断或连续浆肌层包埋缝合切口。缝合完成，进行充气注水试验检查切口是否缝合确切，有条件单位可使用内镜检查直肠切口缝合效果。

（二）经阴道取标本操作规范

1.标本腹腔内转运

此步骤与经直肠取标本的标本转运操作一致，不再赘述。

2.阴道后穹隆切开

阴道后穹隆是经自然腔道取标本切口的最佳选择部位。根据术者操作习惯选择经腹或经阴道切开阴道后穹隆，切开前，助手需冲洗消毒阴道。

（1）经腹切开阴道：钳夹并向腹侧及头侧牵拉宫颈，助手用膀胱拉钩或后穹隆切开指示器显露后穹隆，腹腔镜直视下在两侧子宫骶韧带之间作一3~5cm横切口，在子宫直肠反折腹膜切向阴道黏膜，切开阴道壁全层，并向左、右两侧延伸切口。

（2）经阴道切开阴道：阴道拉钩暴露宫颈，两把组织钳钳夹并向外、向腹侧牵拉宫颈，暴露后穹隆，在后穹隆中点作2~3cm的横切口，切开深度为阴道壁全层，用长弯钳或长弯钝头剪刀向深层分离达后腹膜，剪开后腹膜，并自阴道4~8点向左、右两侧延伸切口。

3.经阴道取标本

标本转运至盆腔后，助手将卵圆钳由阴道切口伸入腹腔，钳夹标本袋的一端，在主刀配合下，缓慢将标本自盆腔拖出体外，检查标本袋完好无损后，冲洗盆腔。

4.阴道切口缝合

阴道切口缝合包括经腹缝合和经阴道缝合，根据术者操作习惯进行选择。经腹缝合多采用倒刺线连续全层缝合阴道切口，经阴道缝合可采用可吸收缝线将切口处阴道黏膜和腹膜全层连续缝合，缝合后需经阴道指诊检查切口是否缝合确切。

（三）经口取标本操作规范

1.标本转运

经口取标本同样需将标本先装入标本袋内，并系紧袋口，防止在取标本过程中标本袋破裂甚至标本溢出情况的发生。将标本袋先放到胃小弯侧，等待内镜进入到胃腔后，再将标本袋置入胃腔内。

2.内镜进入胃腔

经口置入胃镜，当到达胃腔内后，在腹腔镜的配合下，到达胃壁切开部位。

3.经口取标本

将标本袋一端置入胃镜抓钳口内，并在腹腔镜直视下，缓慢将标本袋送入贲门口及食道内。在经过贲门口、食道和会厌部时，要动作轻柔，避免强行牵拉造成黏膜损伤甚至撕裂导致出血。从口腔取出标本后，建议再次胃镜观察口腔、会厌部及食道内有无黏膜损伤出血等情况。

4.胃壁缝合

标本取出后，检查胃腔内无活动性出血，冲洗胃腔并吸除胃腔内容物，采用倒刺线连续全层缝合胃壁，缝合完毕，在双镜配合下检查胃壁切口是否缝合确切。

五、消化道重建操作规范

随着腔镜技术及器械的发展，全腹腔镜下消化道重建已逐渐成为主流趋势，国内外研究均表明，全腔镜下消化道重建是安全、可行的。胃癌根治手术后可行体腔内消化道重建是完成NOSES手术的前提条件。要熟练地掌握体腔内吻合和缝合技术。根据重建的手术入路可分为经腹壁穿刺器进行体腔内重建和经自然腔道体腔内重建。经腹壁穿刺器进行重建主要是侧侧吻合和手工缝合。远端胃切除Billroth-Ⅰ重建腹腔镜下进行delta吻合和新三角残胃与十二指肠吻合。Billroth-Ⅱ胃空肠吻合用腔内切割闭合器侧侧吻合完成，根据术者习惯，进行输入段和输出段空肠Braun吻合。近端胃切除术后主要选择Overlap-beside和残胃-食管double tract重建和Giraffe术式重建。全胃切除进行Roux-en-Y重建，食管和空肠进行Overlap法、π型吻合法、功能性端端吻合（functional end-to-end anastomosis，FEEA）法来完成吻合。残胃保留不到1/3，进行Roux-en-Y吻合或uncut Roux-en-Y吻合。保留幽门的胃癌根治手术进行三角吻合重建，可以选择杆长的吻合器经阴道或直肠切除标本，并完成Billroth-Ⅰ、Billroth-Ⅱ以及Roux-en-Y重建。

六、主要并发症预防与处理

NOSES作为一种手术技术，在标本取出方式以及消化道重建方式上具有特殊性，手术并发症方面除了和开腹手术、常规腹腔镜手术类似外，根源上消除了切口并发症。由于其标本取出途径不同，遂有与取出途径相关的特殊并发症。

（一）腹腔感染

胃肠手术后腹腔感染的致病菌多来自胃肠道，以大肠埃希菌为主的革兰阴性杆菌占主导地位。NOSES 发生腹腔感染的原因主要包括以下几点：术前肠道准备不充分、术中无菌操作不规范，术后吻合口漏、腹腔引流不充分、患者状态差、伴发糖尿病、高龄、营养不良等因素。因此，必须注意上述几个危险因素，降低腹腔感染的概率。

腹腔感染的临床表现以发热、腹痛、腹膜炎体征为主，常伴恶心、呕吐、腹胀、低血压、脉速、气急、白细胞升高等中毒现象。晚期则导致全身衰竭，出现重度失水、代谢性酸中毒或感染性休克。

腹腔感染的诊断除依据病史、临床表现，更需根据引流液的性状及辅助检查加以确诊。如患者出现发热、腹痛等症状，需密切观察引流液的性状。如引流液呈黄色浑浊液，考虑腹腔感染可能。如为吻合口漏导致的腹腔感染，引流液中可见消化液和食物沉渣，引流液多伴臭味。辅助检查包括实验室检查（白细胞计数及中性粒细胞比例、生化检查等），影像学检查（X线、彩超或者CT），取引流液行生化分析、细菌培养等检查，明确积液性质（如患者无引流管或引流管已脱离，可行腹穿抽液）。

治疗包括一般治疗、全身支持治疗、抗感染治疗、腹腔引流治疗和手术治疗。

一般治疗可卧床休息，宜取30°～45°角的半卧位，有利于腹内渗出液积聚在盆腔而便于引流，并能使腹肌松弛，膈肌免受压迫，有利于呼吸、循环的改善。禁食及胃肠减压：减轻肠胀气，改善肠壁血液循环，减少肠穿孔时肠内容物渗出，亦可促进肠蠕动恢复；全身支持治疗：若全身症状明显，应充分补液，必要时可输血、补液，纠正电解质酸碱平衡紊乱，给予肠外，肠内营养治疗，以改善患者的全身状态，增强免疫力。

抗感染治疗主要针对革兰阴性肠道杆菌，可选用β内酰胺类、氨基糖苷类药物，并根据细菌培养及药敏试验结果做必要调整。

有吻合口漏存在时腹腔引流极为关键，开放式引流容易引起逆行性或外源性感染，可用庆大霉素及生理盐水定期冲洗引流管。也可通过负压作用将蓄积的液体吸出，使得包裹区域迅速缩小。如腹腔感染症状较重或有腹腔脓肿形成，经保守治疗无效或症状持续无好转时，需行超声引导下脓肿引流或手术治疗。

目前，我国79家中心共同开展的NOSES回顾性研究结果表明，仅有0.8%的患者术后出现了腹腔感染。这一结果也能证明，只要做好充分的准备，熟练掌握手术技巧，NOSES可以达到无菌操作原则的要求。

（二）胃癌NOSES路径损伤预防和处理

胃癌标本经食管口腔取出过程中，经过食管3个狭窄部位时，易损伤食道黏膜、甚至撕裂出血，有食管静脉曲张或小的动脉瘤可出现术中食道出血。食道和口腔中残留组织和血液导致患者不适感觉和呕吐。

标本从阴道取出主要受两个因素影响：①患者阴

道的延展性；②标本的环周径，标本的环周径主要由肿物的横径、胃壁厚度和大网膜以及清扫的淋巴组织等构成，因此，不应单纯从肿物直径大小来衡量是否容易取出标本。胃癌根治手术经阴道取出标本与分娩时阴道生理情况不同，缺乏阴道生理性扩张的内分泌因素，由于阴道直径大小个体化差异和年龄因素影响，应做个体化评估。切开穹隆部位阴道后壁时注意切口大小至少3cm，经阴道取出标本时如果切口过小，标本取出时容易造成阴道壁的撕裂，导致阴道出血，拖出标本时注意标本软组织和硬韧肿瘤组织的方向和牵拉力度，助手做好配合，吸引、推顶，抽吸挤压标本流出的血液和体液，不要强行牵拉造成阴道上端撕裂或黏膜撕裂，标本取出后修补阴道切开部位，注意全层缝合来修补阴道切开和撕裂部位，缝合过程中拉紧缝线，阴道穹隆切口缝合时显露要清晰，黏膜、黏膜下层、肌层不能遗漏，针距适当，缝合结束后再收紧缝线。否则容易造成阴道的延迟愈合和不愈合。缝合时注意阴道两侧是否有撕裂，不要留有间隙导致术后阴道残端漏和盆腔感染。阴道穹隆切口术后出血或愈合不良，表现为术后阴道流血或液体流出。一旦发生，注意盆腔底部充分引流和冲洗。如果不合并直肠阴道瘘，充分引流后，可以愈合，也可在阴道窥器显露穹隆直视下用可吸收线严密缝合，再充分引流。曾有学者提出阴道切开及缝合是否有导致不孕及性交困难的问题，虽然阴道后穹隆处没有重要的血管和神经分布，但也应注意阴道瘘愈合后可能出现疤痕性阴道狭窄和对性生活的影响。

胃癌根治手术经直肠取标本后直肠漏，有个例报道，尽管直肠壁具有延展性，但直肠前壁切口太短（小于3cm），无法顺利取出标本（最大直径为5cm）。患者肥胖，大网膜厚，因此需要经过直肠取出一个相对大的标本，强行拖出导致直肠壁破裂甚至断裂，造成直肠漏或肛门出血，勉强扩肛伴有痔出血和皮肤撕裂甚至括约肌损伤，有时可出现轻度便失禁。如果直肠切口部位太低，恰好在腹膜反折上方，直肠壁破裂可位于腹膜反折下方，并且由于直肠弯曲，难以修复。预防措施包括应在腹膜反折以上5cm左右切开直肠，采用纵行切开方式，切开3~5cm长度切口，标本取出后使用倒刺线纵行全层缝合和浆肌层缝合，此外，在拖出标本前应充分扩肛，扩肛时力度要适中，宜缓不宜急。出现并发症时，根据直肠壁撕裂损伤情况进行不同处理，直肠壁几乎全周性断裂，可以用吻合器进行端端吻合术，腹膜反折以下直肠壁撕裂，切开腹膜反折部位，分离直肠周围到正常肠壁，进行缝合修补。缝合切开直肠壁后进行充气试验或电子结肠镜观察吻合口。一旦发生直肠漏，局部通畅引流和控制感染是关键，多数漏口通过引流冲洗可以达到自愈，如情况严重可进行回肠双腔造口术转流粪便。因括约肌损伤导致的肛门轻度失禁多可自行恢复，不需特殊处理。

（三）戳卡孔和阴道切口肿瘤种植

NOSES由于腹部无辅助切口，戳卡孔、直肠切口和阴道切口成为可能造成肿瘤种植的位置，一般认为CO_2气腹可造成肿瘤细胞呈现雾化状态，促进肿瘤转移。预防措施包括术中注意无瘤操作，取标本过程中应用无菌保护套隔离肿瘤，在术中排烟时，应从戳卡阀门外接的排气管缓慢排烟。手术结束时，待腹腔内气体排尽后再将戳卡拔出，避免通过戳卡孔直接排气而造成的“烟囱效应”。所有戳卡均应避免在腹壁上来回移动，应尽量使用带有螺纹的防脱戳卡，术中如发现戳卡密封圈损坏出现漏气现象，应及时更换，确保整个气腹的密闭性。此外，为了减少腹腔种植发生，对于T4期肿瘤患者不建议采用本手术方式，在术中通常采用碘伏水和热蒸馏水冲洗腹腔和阴道，蒸馏水为低渗性，冲洗腹腔可使肿瘤细胞肿胀破裂而失活，同时肿瘤组织因受热使癌细胞微小血管栓塞，从而引起癌细胞缺氧、酸中毒及代谢障碍而裂解。而正常组织细胞可通过血管扩张、散热等保持正常。严格实施无瘤操作是NOSES的基本要求，短期内未发现导致阴道残端和直肠切开部位种植的问题。

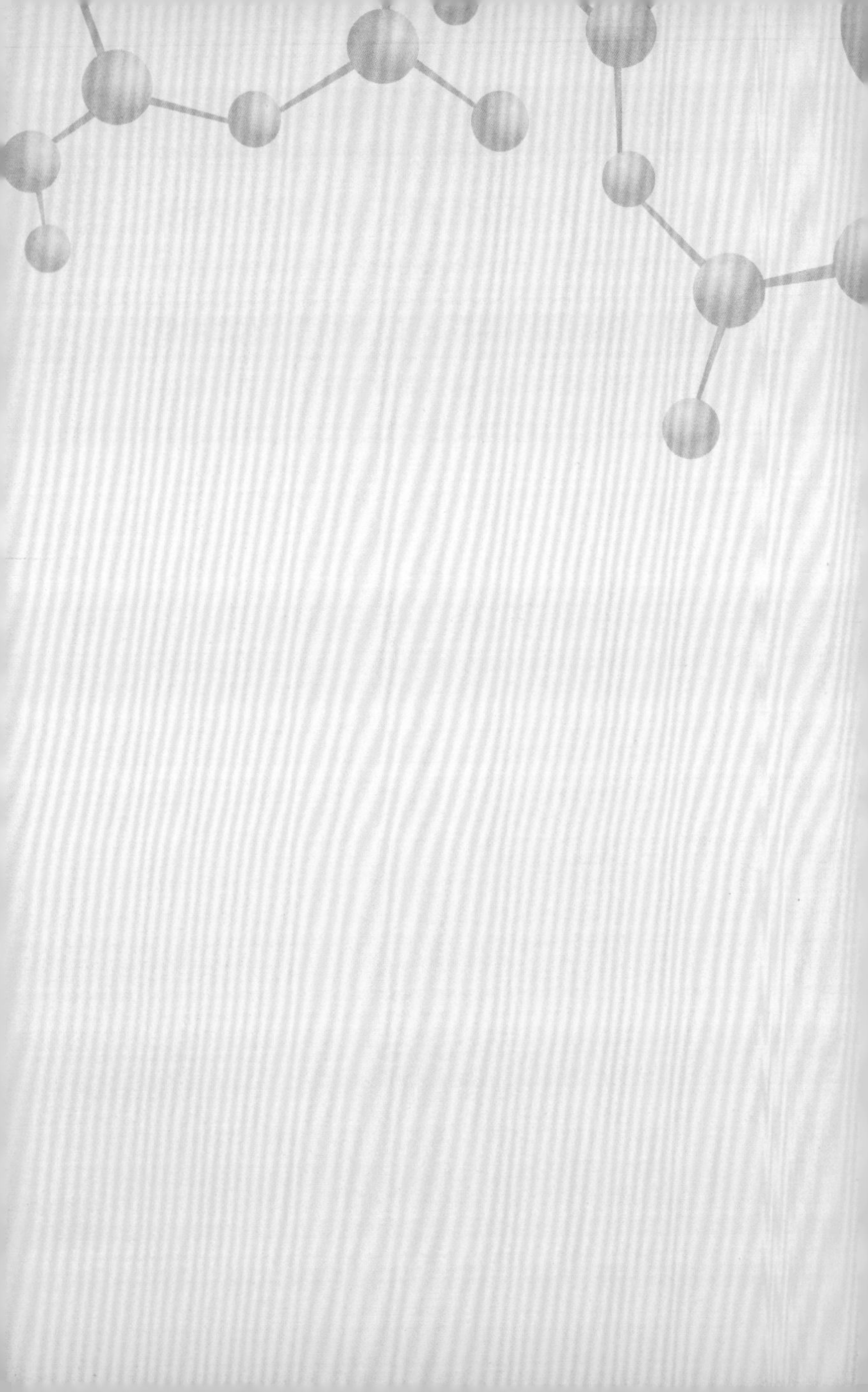

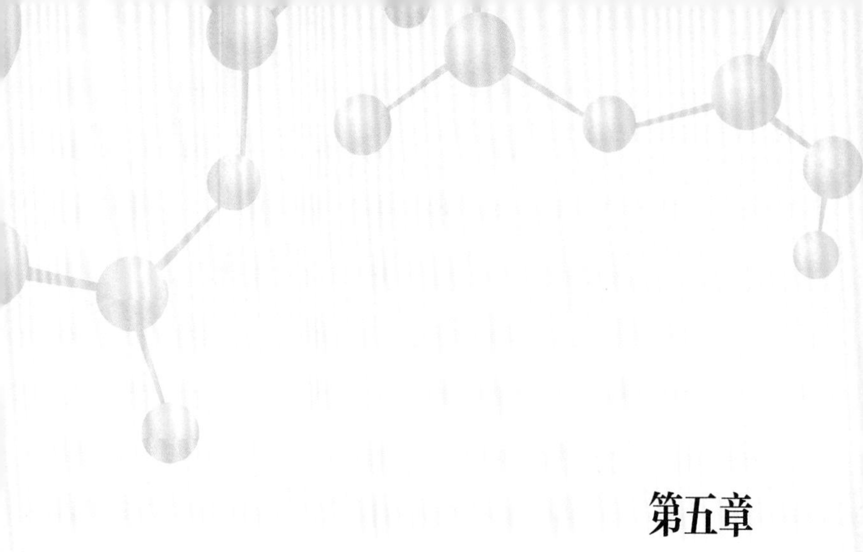

第五章

妇科肿瘤 NOSES

一、妇科肿瘤NOSES术式命名

经阴道手术是妇科领域经典的手术方式之一。1812年，由Langenbeck完成的人类第一例子宫切除就是经阴道完成。随着腹腔镜技术发展，经阴道入路术式的应用，使腹腔镜手术达到了腹部无瘢痕或缩小瘢痕的目的。阴道入路既可完成妇科肿瘤腹腔镜手术、传统阴式手术辅助腹腔镜妇科肿瘤手术，也可成为辅助腹腔肿瘤微创切除的取标本通道。从而使腹腔肿瘤手术及妇科肿瘤手术更能体现“微创中微创”的效果，使患者生理干扰少、心理压力轻、精神状态好、美容效果佳、不良心理暗示少、术后恢复快等特点被大家采用。妇科肿瘤NOSES术式命名及分类见表4。

表4 妇科NOSES手术命名

简称	手术名称	腹部切口	肿瘤位置
vNOSES	腹部无辅助切口经阴道取标本的腹腔镜下肿瘤手术	有	盆腹腔肿瘤
OC-vNOSES	经阴道取标本的经腹腹腔镜下卵巢癌手术（减瘤术或分期手术）	有	卵巢癌
CC-vaNOSES	阴式辅助经腹腹腔镜下宫颈癌手术（根治性子宫切除术+淋巴结切除）	有	宫颈癌
EC-vaNOSES	阴式辅助经腹腹腔镜下内膜癌手术（筋膜外子宫切除术+淋巴结切除）	有	内膜癌
EC-vNOTES	腹部无切口经阴道腹腔镜下内膜癌手术	无	内膜癌
CC-vaNOTES	阴式联合经阴道腹腔镜下宫颈癌手术（根治性子宫切除手术+淋巴结切除）	无	宫颈癌

二、适应证与禁忌证

妇科肿瘤NOSES适应证的标准尚不一致，术者经验是选择适应证的重要条件，《NOSES技术》的适应证针对技术成熟术者设定。基于阴道的解剖及逆行操作特点，经阴道取标本手术、阴道辅助经腹腹腔镜下妇科肿瘤手术或经阴道腹腔镜下妇科肿瘤手术等均有共性的适应证及禁忌证。鉴于妇科NOSES技术仍然是高选择性技术，根据不同肿瘤手术适应证仍有个体化差异，将在具体章节介绍。vNOSES或vNOTES相关术式中，借助经典阴式手术技巧，即阴式手术结合vNOTES或vNOSES，将可能是更优化的符合无瘤理念的微创手术技术，有待循证医学证据。

（一）vNOSES适应证与禁忌证

阴道是女性患者微创手术标本取出的最佳路径之一。其独特的组织解剖特点包括：①阴道是盆腹腔与外界交通的最薄弱处，利于切开进腹；②阴道上端形成阴道穹隆，后穹隆构成子宫直肠陷凹，使子宫与直肠之间形成安全空间；③阴道具有丰富横行皱襞，弹性良好，空间及伸展性的优势利于切口变形取出相对较大肿瘤；④阴道黏膜血运丰富，易愈合，而且不易形成瘢痕，不影响后续性功能。基于阴道组织解剖特征，选择vNOSES更有优势。

【适应证】

（1）经评估患者阴道具备实施vNOSES条件；

（2）知情同意；

（3）可变形的囊袋状器官肿瘤；或体积较小的实性脏器肿瘤（最好不超过女性中骨盆腔最短径线10cm左右）。

【禁忌证】

（1）否认性生活史患者；

（2）月经期；

（3）外阴、阴道炎，特别是急性阴道炎；

（4）阴道狭窄，尤其瘢痕形成导致的阴道狭窄；

（5）盆腔粘连严重的妇科疾病，例如：子宫内膜异位症、严重盆腔炎等；

（6）患者存在严重骨科疾病，不能选择截石体位。

（二）vNOTES适应证与禁忌证

关于vNOTES在妇科肿瘤中的应用还处于探索阶段，国内外尚无一致的vNOTES用于妇科肿瘤手术的适应证选择标准。虽然目前已有一系列研究证明了vNOTES在妇科良性肿瘤中的可行性，但其在恶性肿瘤中的应用相对较少，多数是在早期子宫内膜癌或早期宫颈癌手术及前哨淋巴结活检术中的应用。前期小样本回顾性研究认为这种手术方式是安全可行的。但还需进行一系列大样本、前瞻性随机对照试验进一步评估。

【适应证】

（1）早期子宫肿瘤（内膜腺癌/宫颈癌）；

（2）子宫可以经阴道完整取出，建议子宫<10cm；

（3）术前影像提示无淋巴结转移及腹腔内转移。

【禁忌证】

（1）外阴、阴道炎；

（2）阴道狭窄；

（3）盆腔粘连严重的妇科疾病；

（4）患者不能选择截石体位；

（5）罹患其他肿瘤及严重心脑血管慢性疾病不能耐受手术者。

三、妇科NOSES阴道操作的无菌及无瘤措施

为确保vNOTES及vNOSES手术安全，除了手术技术以外，阴道术前评估、术前准备、术中操作及术后管理也非常重要，特别注意无菌观念及无瘤观念。

（一）术前评估

术前评估对完成妇科NOSES至关重要，建议由有经验的妇科医生进行妇科检查，检查内容包括：①除外外生殖道病变，包括外阴、阴道、宫颈，特别需要进行HPV检测及细胞学检查；②评估阴道条件，除外严重阴道狭窄或阴道瘢痕，保证符合vNOSES条件；③结合病史、妇科查体及影像学检查，评估盆腔粘连情况，包括深部浸润型子宫内膜异位症、严重盆腔炎引起的粘连等，特别除外子宫直肠陷凹粘连引起的封闭。

（二）术前准备

阴道准备：术前应行阴道分泌物生化检查，除外炎症。如合并致病细菌感染，应局部用药控制，直至转阴。术前应行阴道冲洗消毒，每天一次，连续3天。

肠道准备：为了预防术中排便污染或肠道损伤修复后的感染，建议做充分肠道准备。如果可能涉及肠道手术，可以遵循外科肠道准备建议。

（三）术中体位及灯光准备

体位：患者取截石位，大腿外展，但避免大腿过度屈曲和外展，预防体位引起的神经损伤。膝关节弯曲大约135度，臀部超出手术台边缘10cm左右，使盆腔“变浅”，臀高头低位，便于操作。

无影灯位置：两部无影灯并排位于术者后方，与会阴在同一水平方向，垂直对着外阴，切忌成角度，否则阴道内将有盲区。

（四）术中无菌及无瘤操作

镜下再次探查盆腔情况，盆底无粘连，进一步确定具备经阴道取标本条件。术中取标本前后应注意消毒阴道，保证无菌操作。经腹腔镜完成肿瘤切除后，将肿瘤无瘤操作下置入无菌袋，以选择超出肿瘤容量2倍以上长方形标本袋为宜，不易过紧过满。标本置入标本袋后，收紧封闭袋口，保留一定长度的标本袋收紧绳，便于将标本袋可以经阴道拉出体外，保持动作轻柔，避免标本袋破裂。如标本袋发生意外破裂，标本接触盆腔及阴道切口部位，应即刻冲洗，保证无瘤。如果肿瘤体积较大需要分割标本取出，保证在标本袋保护下分割，贯彻无瘤原则。

（五）术后阴道管理

术毕应即刻检查阴道，包括缝合处有无出血，其他部分阴道壁有无撕裂。阴道壁裂伤应进行缝合。必要时如果术后阴道留置纱布压迫止血，术后48小时内建议取出。术后应观察阴道有无异常出血。术后2月应妇科随诊阴道切口愈合情况。

四、妇科NOSES操作规范

（一）腹部无辅助切口经阴道取标本技术（vNOSES）

vNOSES适于腹腔镜下肿瘤切除术后的取标本路径，包括腹腔、盆腔肿瘤手术。

经阴道建立通道取标本：如果不需要子宫切除的病例，于阴道后穹隆建立通道。①导尿排空膀胱，阴道上下叶拉钩拉开阴道，充分暴露后穹隆。阴道黏膜下注射止血水水垫（1%肾上腺素1mg+盐水100mL），经验丰富者也可不进行水垫注射。②宫颈钳牵拉宫颈后唇，阴道后穹隆触摸双侧骶韧带之间的子宫直肠陷凹，于八字凹陷处，大约为宫颈附着阴道远离1cm左右处剪开阴道黏膜全层，弯剪刀弧度向上，抵向子宫后壁，防止损伤直肠。如果未能一次全层切开，可以拉开阴道黏膜并上推，暴露后腹膜囊，剪开。预计标本取出困难，可于切开阴道黏膜中点处纵行倒“T”字切开1~2cm。③卵圆钳经阴道入盆腔钳住标本袋，标本袋外拉时适度适形外拉，如果略有障碍，可以将标本袋口拉出阴道口，体外打开袋口，无瘤保护下于袋内拉出标本，或者袋内分割标本，尽量分割正常组织处，避开肿瘤组织。④阴道黏膜与腹膜层次清晰，用1-0可吸收线行阴道-腹膜-腹膜-阴道4层连续缝合，分别由两侧向中心缝合，保证两侧阴道角缝合确切止血。阴道可以开放缝合，利于引流，减少继发感染风险。阴道填塞3‰碘伏纱压迫止血，48小时内取出。⑤ 肛门指诊检查直肠黏膜是否光滑完整。

经腹腔镜建立通道取标本：①阴道置入举宫杯或阴道后穹隆填塞纱布；②打开盆底子宫直肠返折腹膜，下推直肠，后穹隆隆起处横行全层切开阴道黏膜，向两侧扩展，必要时可以中间避开直肠纵行扩大切口；③助手经阴道后穹隆逆行送入卵圆钳，钳住标本袋，经阴道拉出标本，阴道填塞纱布维持气腹；④阴道切口全层连续缝合。

（二）经阴道取标本的经腹腹腔镜下卵巢癌手术（OC-vNOSES）

OC-vNOSES适于经腹腹腔镜下卵巢癌肿瘤细胞减灭术或卵巢癌分期手术。

卵巢癌手术需要同时子宫切除，可以按照妇科阴式子宫切除方法切除子宫或经腹腔镜下切除子宫，阴道穹隆切开子宫离体后，经阴道切口取出标本袋。45℃蒸馏水2000mL充分冲洗后缝合阴道断端。

（三）阴式辅助经腹腹腔镜下宫颈癌手术（CC-vaNOSES）

CC-vaNOSES适于经腹腹腔镜下宫颈癌手术，即根治性子宫切除术+腹主/盆腔淋巴结切除术。

经腹腹腔镜下完成腹主/盆腔淋巴结切除术及根治性子宫切除术的各组韧带切除，直至阴道离断前，转行阴式辅助手术。

经阴道辅助手术：按照阴道切除长度切开阴道全层，阴道缝合封闭癌灶，逆行切除残留阴道旁组织、主骶韧带，与腹腔会师后，经阴道取出子宫及标本袋。标本离体后阴道全层、腹膜锁边开放缝合，利于引流，减少继发感染风险。

（四）阴式辅助经腹腹腔镜下内膜癌手术（EC-vaNOSES）

EC-vaNOSES适于病灶局限于宫腔、子宫可经阴道完整取出的子宫内膜癌患者。经腹腹腔镜下淋巴结切除及筋膜外子宫切除，阴道离断前改行阴式辅助切除子宫。宫颈缝合封闭宫口，避免宫腔内癌灶溢出，保证无瘤理念操作。注射止血水（1%副肾1mg+盐水100mL）后于阴道宫颈附着处1cm处切开阴道全层，保证切除阴道约1cm。子宫及标本袋经阴道取出后，阴道全层、腹膜缝合。

（五）经阴道腹腔镜下子宫内膜癌分期手术（EC-vNOTES）

EC-vNOTES适于癌灶<4cm、G1/G2的早期子宫内膜腺癌。主刀医生和扶镜助手坐在病人的两腿之间。扶镜助手坐在主刀医生的右侧操作手术镜头，助理医生站在患者的左侧。为了让示踪剂更好地扩散，手术在注射淋巴示踪剂15~20分钟后开始。

经阴道单孔腹腔镜子宫切除术：缝扎宫颈口，鼠齿钳牵拉宫颈，沿阴道穹隆环形切开阴道黏膜，分离膀胱宫颈间隙及直肠子宫间隙，缝扎子宫骶骨韧带和部分主韧带。然后将一个vNOTES port经阴道置入，并建立气腹。先用双极凝固切断子宫动脉，再用超声刀进行解剖。接近阔韧带和圆韧带时需要靠近骨盆壁解剖，打开覆盖髂外动脉和髂内动脉的腹膜。然后，将漏斗韧带在卵巢上方2cm处切断，以满足子宫内膜癌标准手术要求。自阴道取出子宫标本。重新置入单孔腹腔镜入路平台继续下一步手术。

经阴道单孔腹腔镜前哨淋巴结活检术：闭孔脐动脉

是一个重要的解剖学标志，可以沿着它在整个宫旁区域包括髂内外和闭孔区，解剖和检查染色的淋巴管和淋巴结。如果未发现有染色的淋巴结，则沿着卵巢固有韧带继续解剖漏斗骨盆区域，穿过骨盆漏斗韧带至卵巢动脉起点附近的腹主动脉旁淋巴结。若未发现深染淋巴结或存在任何可疑、明显增大的淋巴结，则需进行同侧的盆腔淋巴结清扫。

vNOTES盆腔淋巴结清扫：看清双侧输尿管，沿输尿管走形切开腹膜，将输尿管分离至背侧，解剖闭锁脐动脉，标示盆腔淋巴结切除内侧边界。从髂总动脉分叉开始，切除髂外动脉周围淋巴脂肪组织，至旋髂深静脉跨髂外动脉水平。解剖髂外静脉尾侧缘，暴露闭孔内肌，直至髂外静脉与髂内静脉分叉处，在此处解剖闭孔神经及闭孔血管，沿闭孔神经表面切除闭孔淋巴结。至此盆腔淋巴结清扫完毕。

vNOTES腹主动脉周围淋巴结清扫：超声刀沿髂总动脉及腹主动脉表面剪开血管鞘，标示淋巴结切除内边界。沿输尿管走形暴露卵巢静脉及腰大肌，标示淋巴切除外边界。切除动脉静脉周围可见淋巴脂肪组织，直至肠系膜下动脉水平。至此腹主动脉周围淋巴结清扫完毕。

（六）阴式联合经阴道腹腔镜下宫颈癌手术（CC-vaNOTES）

CC-vaNOTES适用于FIGO分期为IA1期伴脉管癌栓（LVSI）、IA2期、IB1期且病理类型为鳞癌、腺癌、腺鳞癌的患者。术前留置输尿管双J管便于指示。

阴式子宫根治性切除术：距阴道穹隆3cm环形切开阴道全层，逆行切除阴道旁组织，缝扎阴道断端封闭宫颈癌灶避免肿瘤暴露。膀胱宫颈韧带内外侧窝触摸并游离输尿管，逆行切除主韧带、骶韧带3cm，断扎子宫血管，完成阴式子宫根治术。

vNOTES盆腔淋巴结清扫：阴道断端开放缝合后vNOTES port经阴道置入，并建立气腹。以超声刀清扫盆腔淋巴结，沿骨盆漏斗韧带打开后腹膜，暴露输尿管，逆行切除闭孔、髂内、髂外、髂总、腹主淋巴结。

五、主要并发症预防与处理

（一）vNOSES并发症预防及处理

1.出血

阴道黏膜血运丰富，既是易于愈合的优势，也给手术带来风险。

预防：阴道黏膜注射止血水垫后操作，既可利用水垫作用避免副损伤，更重要的是可以减少出血。另外，阴道顶端左右侧角容易损伤子宫血管分支或阴道血管，导致出血严重，阴道切口横行延展时不要达到阴道侧壁，“T”型切口达到扩大切口目的更安全。

处理：除了常规止血方法外，迅速全层阴道黏膜及反折腹膜缝合是最有效的止血方法。缝合后仍有渗血，又找不到明确出血点，阴道填塞纱布压迫可以获得最佳止血效果。术后48小时后如果发现血肿，局部处理为主，经阴道拆开缝线，清理血肿即可，阴道不需要再次缝合，血肿清除后避免了继发感染，阴道黏膜完全可以自行愈合。

2.直肠损伤

阴道后壁与直肠前壁紧邻，后穹隆是唯一操作空间，因此主要副损伤风险是直肠。

预防：切开后穹隆时尽量向上前方方向操作，切忌向后方用力，如果不能一次全层切开进腹，食指钝性上推阴道黏膜，分离直肠，再行剪开后腹膜。倒“T”型扩大切口时，阴道后壁切口1~2cm即可，识别清晰阴道黏膜，组织过厚，可能有直肠损伤风险。如果经腹腔镜操作，镜下先打开后腹膜，下推直肠后再直接切开后穹隆，术前阴道填充或举宫杯举起子宫利于操作并避免损伤直肠。

处理：经阴道或腹腔镜下缝合直肠破口，术后禁食管理。

3.感染

阴道黏膜血运丰富，愈合能力很强，很少感染。继发感染多是因为局部出血、缝合过密导致血肿形成而继发感染，一般发生在术后48小时后，如有下腹坠痛、发热症状，注意感染可能，可以进行超声配合检查，如果见不均质包块，多为血肿或积脓。

预防：术前严格阴道准备、严格选择适应证、排除禁忌证。术中严格止血，阴道黏膜缝合不需要过密，如果出血多，开放缝合更安全，避免血液淤积形成血肿。

处理：术后发现局部感染迹象，积极局部拆除缝线，清理积血是最重要的处理方法，不建议以全身抗炎为主延误局部处理，抗生素应用对于阴道局部感染是辅助手段。

妇科NOSES是一种突出利用自然腔道的微创手术，且有创伤小、康复快等优势。但是，相对于开放式手术，妇科NOSES局限于狭小空间内操作，技术难度较大，尤其vNOTES手术要求更成熟手术技巧，预防并发症及处理更加重要。

（二）vNOTES并发症预防及处理

目前vNOTES在妇科肿瘤领域的探索尚处于起步阶段，对如何提高手术质量，避免手术并发症，特别是手术损伤仍不容疏忽。由于女性生殖系统和泌尿系统解剖关系邻近，在子宫全切除术的全过程中均需警惕泌尿系统的损伤问题。术者对膀胱、输尿管的解剖关系要清楚，并应了解容易发生损伤的部位及原因，力争避免手术损伤。

1.术后出血

子宫切除术后断端出血是少见的并发症，有些处理上颇为棘手。按术后出血的时间分为早期出血（术后48小时内），中期出血（术后48小时后至10天内），晚期出血（术后10天以后）。早期出血与术中止血疏漏有关，往往在阴道断端（尤其两侧角）血管未缝扎牢固；中期出血多为术中止血不彻底，有渗血术后继发感染，组织坏死，缝线脱落，累及断端血管；晚期出血常因局部炎症感染致血管裸露而有活动性出血，且出血量多。因此，必须重视术前阴道灌洗清洁准备，术中缝合断端需做到确切止血，尤其阴道断端两侧的缝合。病人全身情况的纠正与治疗，如低蛋白血症、贫血，避免术后腹内压增高如咳嗽、便秘等。

2.感染

感染包括盆腔继发感染、腹腔内脓肿及尿路感染等，术中应注意无菌操作，常用的治疗方法包括抗生素的使用、后穹隆切开引流术等。

3.膀胱损伤

可见于分离膀胱子宫间隙过程中，如层次未分清楚或未看清膀胱的边界而将其误伤；切开阴道穹隆时，膀胱推开不充分或术野暴露不好，而将膀胱误伤；曾有行下段剖宫产的病人如果子宫与膀胱粘连，可以造成分离膀胱的困难。当膀胱腹膜反折增厚或膀胱与子宫粘连，不能按常规从正中打开腹膜反折时，可从腹膜反折的侧方游离部分进入，找到解剖界限，便于操作。如膀胱与宫颈粘连，界限不清，亦可于膀胱内注入亚甲蓝液，使膀胱膨胀，以助辨认，剥离时贴近宫颈侧行锐性剥离，越过瘢痕粘连后即可顺利推离膀胱。

4.输尿管损伤

正常情况下输尿管在骨盆入口处沿卵巢动、静脉内侧下行至盆腔。此处两者距离很近，如高位处理骨盆漏斗韧带或宫体部阔韧带肌瘤使输尿管移位时，处理骨盆漏斗韧带，须先将阔韧带前叶打开，延到骨盆漏斗韧带，将卵巢血管与输尿管暴露，辨认清楚后，再处理卵巢血管，以免盲目操作误伤输尿管；处理子宫动脉也是重要步骤，子宫动脉自髂内动脉分出后，向下内行，于临近宫颈2cm输尿管在子宫动脉后方穿行，所谓“桥下流水”，因此在处理子宫动脉时有可能误伤输尿管。一般将膀胱充分向侧旁推开，输尿管也随之外移，可以避免损伤。处理主韧带时，需充分推开膀胱，将手术视野暴露清楚，紧贴宫颈处理主韧带。子宫切除后遇有主韧带或子宫骶骨韧带断端出血或其附近有渗血，必须清楚输尿管的位置，再处理出血，以免损伤输尿管。

5.肠管损伤

直肠损伤常见于合并盆腔炎症、盆腔子宫内膜异位症或肿瘤病灶侵犯肠管时，术中发生可立即修补，术后发生可据情而定，包括肠造瘘术等。

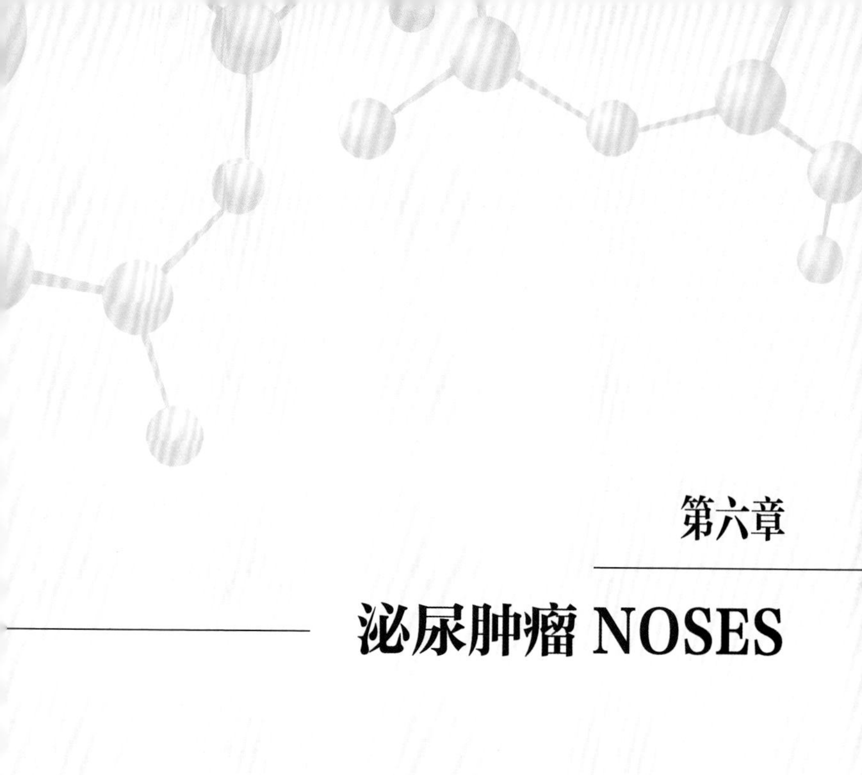

第六章

泌尿肿瘤 NOSES

一、泌尿肿瘤NOSES术式命名

为了使泌尿肿瘤NOSES命名更加规范统一，我们对泌尿肿瘤NOSES的具体术式进行了系统命名。目前泌尿肿瘤NOSES手术命名包括肾脏肿瘤手术（RCC-NOSES）及上尿路尿路上皮癌手术(UTUC-NOSES)各1项，均为女性患者经阴道取标本手术；根治性膀胱切除手术4项（BC-NOSES Ⅰ-Ⅳ），其中BC-NOSES Ⅰ-Ⅲ为女性患者经阴道取标本手术，BC-NOSES Ⅳ为男性患者经直肠取标本手术。

表5 泌尿肿瘤经自然腔道取标本手术命名

术式简称	手术名称	取标本途径	肿瘤部位
RCC-NOSES	腹部无辅助切口经阴道取出标本的腹腔镜下肾脏肿瘤切除术	阴道	肾
UTUC-NOSES	腹部无辅助切口经阴道取出标本的腹腔镜下根治性肾+输尿管全长+膀胱袖状切除术	阴道	肾盂或输尿管
BC-NOSES I	腹部无辅助切口经阴道取出标本的腹腔镜下女性前盆腔脏器切除术	阴道	膀胱
BC-NOSES II	腹部无辅助切口经阴道前壁取标本的腹腔镜下女性保留子宫及双附件膀胱切除术	阴道	膀胱
BC-NOSES III	腹部无辅助切口经阴道后穹隆取标本的腹腔镜下女性保留子宫及双附件膀胱切除术	阴道	膀胱
BC-NOSES IV	腹部无辅助切口经直肠取出标本的腹腔镜下男性全膀胱切除术+乙状结肠原位新膀胱术	直肠	膀胱

二、适应证与禁忌证

除要符合常规腹腔镜手术适应证外，泌尿肿瘤

NOSES也有其特有适应证。

1.经阴道NOSES适应证

①T1-3N0-1M0肾癌、肾盂癌及输尿管癌，或符合根治性膀胱切除的女性患者；②对于拟行腹部无辅助切口经阴道取标本的腹腔镜下女性保留子宫及双附件膀胱切除术（BC-NOSES Ⅱ/Ⅲ）需术前影像学评估肿瘤未侵犯子宫、附件及阴道，且生殖器无其他病变；③标本大小适中，环周径5~7cm，可经阴道取出为宜；④女性骨盆结构正常。

2.经直肠NOSES适应证

①符合根治性膀胱切除指征，且需要使用结直肠尿流改道的患者；②标本大小需适中，环周径3~5cm，可经直肠取出为宜；③患者骨盆结构正常；④无明确结直肠及肛门病变。

3.泌尿肿瘤NOSES相对禁忌证

①严重并发症（心、肺、肝、脑、肾等疾病）；②肿瘤分期较晚或标本体积过大，如标本短径大于7cm，经阴道取标本困难者；③标本体积过小，如环周径小于3cm，可以直接自戳卡孔取出者；④合并肿瘤穿孔、出血等需要急诊手术者；⑤盆腔手术史及放疗史；⑥腹部

大手术史；⑦直肠肛门或阴道畸形等。此外，对未婚女性、有生育要求或有妇科疾病的患者，则不宜选用经阴道取标本。

三、无菌操作与无瘤操作规范

无菌操作与无瘤操作是肿瘤外科面临的最主要问题，建议从以下几个方面进行把控：①术者要具有良好的无菌与无瘤观念；②术前必须进行充分阴道和/或肠道准备；③必须掌握一定的手术操作技巧，重视手术团队的整体配合，尤其是涉及消化道手术以及标本取出环节，这是完成高质量NOSES手术的核心步骤。比如腹腔内碘伏纱布条妙用、助手吸引器的密切配合、经肛门注入碘伏水灌洗肠腔、大量碘伏蒸馏水冲洗术区、取标本保护套使用等一系列操作技巧，均能降低腹腔污染和肿瘤种植发生的风险；④控瘤药物及抗菌药物的合理使用。

1.肠道准备

需要进行肠道手术或采取经直肠取标本的NOSES术前须进行良好的肠道准备：①饮食调整，术前3天开始半流质饮食，术前2天全流质饮食，术前1天禁食，根据患者营养状态给予至少1天静脉营养支持；②口服导泻剂，无肠梗阻症状患者目前常用方法为术前1天口服导泻剂。

2.阴道准备

对拟行经阴道取标本的患者，需进行阴道准备：①术前3日使用3‰碘伏或1‰新洁尔灭冲洗阴道，每天一次；②手术当日冲洗阴道后，3‰碘伏消毒宫颈，用纱布球擦干阴道黏膜及宫颈；③术区消毒外阴、阴道及肛门周围等部位，需要在原有基础上再消毒2次；④术后于阴道内留置一块碘伏纱布，并于术后48小时内取出。

3.泌尿道准备

①术前伴有较严重泌尿系感染时应先抗感染治疗；②处理上尿路尿路上皮癌时，需早期夹闭肿瘤远端输尿管，避免肿瘤脱落随尿液进入膀胱；行膀胱袖状切除前完成膀胱内灌注化疗；切开膀胱前排空膀胱，防止尿液返流进入手术野；③行全膀胱切除时，应早期于双侧输尿管末端无瘤处夹闭输尿管并离断，避免尿液持续流入膀胱，并防止尿液从输尿管断端返流进入手术野；膀胱内灌注化疗药物，降低膀胱内肿瘤活性；游离至尿道处时，拔除导尿管，缝扎或使用Hem-o-lok夹闭尿道，再自远端离断尿道，防止膀胱内肿瘤自尿道断端溢出，同时做尿道残端切缘冰冻病理检查。

四、经自然腔道取标本操作规范

（一）腹部无辅助切口经阴道取标本的腹腔镜下上尿路肿瘤切除术（RCC-NOSES及UTUC-NOSES）

上尿路肿瘤手术包括针对肾细胞癌的根治性肾切除术和肾部分切除术，以及针对肾盂及输尿管癌的根治性肾+输尿管全长+膀胱袖状切除术。对标本大小适中（标本长径≥3cm且短径≤7cm），无NOSES禁忌证的女性患者可采用经阴道后穹隆切开取标本，避免腹壁切口。

1.手术体位

患者取患侧向上70°~80°斜仰卧位，患侧下肢外展约60°，膝关节屈曲后固定，健侧下肢略屈曲后固定。

2.戳卡位置（以左肾手术为例）

①腹腔镜镜头戳卡孔（A孔，10mm戳卡）位于患侧脐旁约1cm处；②术者主操作孔（D孔，12mm戳卡）位于患侧髂前上棘至脐连线中点；③术者第二主操作孔（E孔，12mm戳卡）位于脐至耻骨联合连线中点；④术者辅助操作孔（B孔，5mm戳卡）位于患侧锁骨中线与肋弓交界处；⑤助手辅助操作孔（C孔，5mm戳卡）位

于患侧腋前线约平脐水平处；⑥右侧肾脏肿瘤手术时需在剑突下方另置一个5mm戳卡，用于挑起肝脏。

3.术者站位

术者及扶镜手站于患者腹侧，根据具体情况，助手可站位于患者腹侧或背侧。显示器位于患者背侧，进行肾区操作时显示器靠近头侧；进行盆腔区操作时显示器靠近脚侧，同时采取头低脚高约20° 。

4.经阴道切口取标本

阴道后穹隆便于腹腔镜下寻找和暴露，具有良好愈合能力，周围无重要血管神经，对患者性生活影响小，因此是泌尿肿瘤NOSES最常选择的切口部位。可选用膀胱拉钩，经阴道外口置入阴道内，用其尖端顶住阴道后穹隆处。在膀胱拉钩的协助定位下，术者于腹腔镜下直视横行切开阴道后穹隆，切口长度为2~3cm。由于阴道具有很强的延展性，在切口处上下牵拉扩展，切口扩大至5cm即可满足取标本要求。助手使用湿纱布垫堵住阴道口防止漏气。对于体积较大的标本，也可采用“丁”字型切口切开阴道。无菌保护套采用经主操作孔经腹置入方法；助手经阴道牵拉标本时避免牵拉保护套，此时保护套可起隔离和扩张阴道的作用；当肿瘤环周最大处进入阴道时，助手向外连同保护套一起牵拉；腹腔镜下术者及助手配合，收紧保护套内口，此时经腹操作的助手可用吸引器配合，防止标本向腹腔内渗液。由助手收紧取物袋并将标本自阴道内取出。使用3-0倒刺线在腹腔镜下连续缝合后穹隆创面，完全关闭阴道切口，确切止血。缝合后可行阴道指诊检查切口是否缝合确切。

（二）腹部无辅助切口经阴道取出标本的腹腔镜下根治性膀胱切除术（BC-NOSES I-IV）

经典的根治性膀胱切除术的手术范围包括：膀胱及周围脂肪组织、输尿管远端，并行盆腔淋巴结清扫术；男性患者应包括前列腺及精囊；女性患者还应包括子宫、部分阴道前壁及双附件，又称为女性前盆腔脏器切除术。如果肿瘤侵犯膀胱颈、尿道、前列腺，或术中冰冻发现尿道切缘阳性，则需行全尿道切除。对肿瘤未浸润周围组织，且有保留生殖器官需求的女性患者可行保留子宫及双附件的膀胱切除术。女性患者标本可经阴道切口取出（BC-NOSES Ⅰ/Ⅱ/Ⅲ）。对于选择合适（标本大小适中、无明确结直肠及肛门病变等）的男性根治性膀胱切除术，在采用乙状结肠新膀胱术时可选择经直肠将标本取出，施行腹部无辅助切口经直肠取出标本的腹腔镜下男性全膀胱切除术+乙状结肠原位新膀胱术（BC-NOSES Ⅳ）。

1.手术体位

患者取头低脚高20°～30°功能截石位。

2.戳卡位置

①腹腔镜镜头戳卡孔（10mm戳卡）位于脐上缘约2cm；②术者主操作孔（12mm戳卡）位于腹腔镜镜头戳卡孔水平于左侧腹直肌外侧缘；③术者辅助操作孔（5mm戳卡）位于左侧髂前上棘内侧3cm处；④助手主操作孔（12mm戳卡）位于腹腔镜镜头戳卡孔水平于右侧腹直肌外侧缘；⑤助手辅助操作孔（5mm戳卡）位于右侧髂前上棘内侧3cm处。

3.术者站位

术者站位于患者左侧，助手站位于患者右侧，扶镜手站立于患者头侧。另有一助手位于脚侧辅助经阴道/直肠取标本。

4.经阴道切口取标本

①腹部无辅助切口经阴道取出标本的腹腔镜下女性前盆腔脏器切除术（BC-NOSES Ⅰ）：体积大小适中的标本可放入标本袋内由助手经阴道切开直接取出；标本

体积偏大时，需经切开的阴道放入切口保护套（或使用电线套自制的切口保护套），经切口保护套将膀胱、子宫及附件等标本拉长后依次拽出；②腹部无辅助切口经阴道前壁取标本的腹腔镜下女性保留子宫及双附件膀胱切除术（BC-NOSESⅡ）：对于年轻女性，术前影像学评估肿瘤未侵犯子宫、附件及阴道，且生殖器无其他病变，有保留子宫附件需求的患者，在阴道穹隆处横行切开阴道前壁，将标本袋从阴道前壁切口取出；③腹部无辅助切口经阴道后穹隆取标本的腹腔镜下女性保留子宫及双附件膀胱切除术（BC-NOSESⅢ）：标本自阴道后穹隆切口取出，适合采用女性原位膀胱重建患者，新膀胱尿道吻合口与阴道后穹隆切口间保留有子宫及阴道前壁，有利于女性原位膀胱术后减少尿道阴道瘘的风险。使用3-0倒刺线在腹腔镜下连续缝合后穹隆创面，完全关闭阴道切口，确切止血。

5.经直肠切口取标本

游离末端乙状结肠，使用直线切割闭合器离断并截取20~30cm带系膜血管蒂乙状结肠段用于构建新膀胱。助手经直肠取标本前必须进行充分扩肛，使用大量稀释碘伏液冲洗直肠。主刀医生于直肠切缘处切开直肠，并使用碘伏纱布清洁直肠黏膜。取标本前需置入无菌保护工具避免标本与自然腔道接触，经腹壁戳卡放入切口保护套，使用卵圆钳经直肠将保护套拖出。检查并提起保护套周边直肠壁，确保直肠壁无内翻，展开切口保护套，经直肠通道将抵钉座放入腹腔降结肠吻合口旁待用。将体积较小的标本直接装入标本袋内经直肠通道使用卵圆钳取出；将体积较大的标本放入保护套内，助手使用卵圆钳配合主刀医生沿标本长轴放置好标本，助手牵拉保护套体外端，主刀同时关闭保护套体内端，助手沿长轴方向将标本经直肠通道取出。取标本过程中需轻柔缓慢操作，避免暴力拉拽破坏标本完整性；如取标本阻力较大，可让麻醉医师适当给予肌松药物，降低肛门括约肌张力。目前研究显示，经肛门取标本没有显著增加肛门损伤的风险。经直肠取出标本后，再依次恢复肠道连续性及构建乙状结肠新膀胱。

五、主要并发症预防与处理

泌尿肿瘤NOSES手术通常采用经阴道取标本的方法。除常规腹腔镜手术的共性并发症，NOSES相关的并发症主要集中在盆腔脏器、神经及血管的损伤及相关的功能性影响。

1.阴道出血

常见原因包括标本体积过大导致阴道撕裂；阴道缝合欠佳；患者围术期使用影响凝血功能的药物（如阿司匹林）或自身伴有凝血功能障碍性疾病等。预防措施：术前做好评估；术中操作轻柔；阴道缝合确切可靠。术后出现需要输血或外科处理的大出血并不常见。

2.阴道感染

常见原因包括术前未做阴道准备、术中标本拖出时污染阴道、直肠阴道瘘。可出现发热、腹部坠胀感、腹痛、血性或黄水样白带，且伴有异味等问题。血常规提示有感染，经彩色多普勒超声仪检查可发现阴道残端有异常回声区或不规则包块，超声引导下穿刺抽出脓液。预防措施：术前做好阴道准备，术中注意保护阴道，避免污染阴道。治疗包括全身抗感染和局部冲洗等治疗。如使用过氧化氢溶液、生理盐水、甲硝唑液体做阴道冲洗，脓肿者行扩开冲洗引流。一旦确诊立即取分泌物做细菌培养及药敏，同时结合临床经验，给予三代头孢、喹诺酮类药物抗感染治疗，再根据药敏结果选择敏感抗菌药物。嘱咐患者取半卧位，进行适当的活动，促进引流通畅。

3.阴道持续漏液

缝合欠佳致阴道及尿道残端关闭不严时将发生阴道持续漏液。如腹腔引流不通畅，同时伴有淋巴漏或腹水增多时，也可出现阴道漏液。术前做好阴道准备，术中确切缝合阴道及尿道残端，术后改善全身营养状态、纠正低蛋白及贫血，调整引流管位置充分引流、预防感染等保守治疗是首选方案。

4.吻合口漏

发生原因包括局部因素、全身因素及技术因素。全身因素有营养状态不良、术前行放化疗等情况。局部因素包括吻合口血运障碍、张力大、周围感染、肠管水肿等。吻合技术相关因素包括缝合不严密、机械压榨强度较大等问题。因此，有效预防吻合口漏必须从以上三方面进行把控。根治性膀胱切除术后，腹腔引流管及输尿管导管应保持通畅，腹腔引流量较多且清亮时，应怀疑吻合口漏尿，但有时淋巴结清扫后，淋巴引流量也较多，此时可测定引流物的肌酐水平，以判断是否漏尿。一旦吻合口漏尿成立：应延长腹腔引流管及输尿管导管留置时间并保持尿液引流通畅，大部分患者在充分引流后可自行愈合。虽然NOSES术不增加吻合口漏发生，但术者需做好预防，要保证吻合口良好血运、无张力、无感染。

5.尿道阴道瘘

女性患者行根治性膀胱切除术加原位膀胱术时，如局部感染、缺血，阴道关闭不严，术中新膀胱与尿道吻合不佳以及合并严重糖尿病，术后可发生尿道阴道瘘。对于存在以上危险因素的患者，术中游离带血管蒂的网膜组织填塞于修补好的阴道前壁处，将其与尿道新膀胱吻合口隔离，可降低术后发生尿道阴道瘘的风险。对于保留子宫和附件的患者，术中采取经阴道后穹隆切开取标本的方式可以降低术后发生尿道阴道瘘的风险。术后发生尿道阴道瘘的患者，如瘘口较小且不伴有腹膜炎，可尝试留置导尿管，同时加强营养支持及应用广谱抗生素预防、治疗感染，部分患者可自愈。对于保守治疗无效、瘘口较大或伴有腹膜炎的患者应积极行手术修补。

6.直肠损伤

女性膀胱与直肠间因存在子宫、阴道，因此行根治性膀胱切除术及经阴道取标本手术时一般不会损伤到直肠。但对于有盆腔多次手术史或盆腔放疗史患者，如处理不当可造成直肠损伤，导致肠漏、腹腔感染等严重并发症。术前应常规行清洁肠道准备。术中一旦发生直肠损伤，如术前肠道准备充分，应在完成膀胱切除后即刻予以修补并充分引流。可用大量碘伏溶液冲洗后，做全层及浆肌层两层横行修补，不必常规行结肠造口术。但术后引流要充分，加强静脉高营养及广谱抗生素治疗，适当延长禁食时间，并避免便秘，同时留置肛管可能有一定帮助。否则需行暂时性结肠造口术。如术后发现直肠损伤，需行清创处理，并行结肠造口术。

7.腹腔感染

发生原因主要为：术前肠道或阴道准备不充分、术中无菌操作不规范、术后吻合口漏、腹腔引流不充分等因素。因此，腹腔感染的预防也必须防范上述几个危险因素。腹腔感染治疗原则包括一般治疗、全身支持治疗、抗感染治疗、腹腔引流治疗。如腹腔感染症状较重或有腹腔脓肿形成，经保守治疗无效或症状持续无好转，需行手术治疗。

8.盆底功能障碍

术后出现阴道松弛、性生活不满意、小腹坠胀、便秘、直肠脱垂等问题时应尽早进行盆底康复训练。

参考文献

1.樊代明.中国肿瘤整合诊治指南（CACA）.天津：天津科学技术出版社，2022.

2.樊代明.整合肿瘤学·临床卷.北京：科学出版社，2021.

3.中国NOSES联盟.结直肠肿瘤经自然腔道取标本手术专家共识（2019版）.中华结直肠疾病电子杂志，2019，8（04）：336-342.

4.中国NOSES联盟.结直肠肿瘤经自然腔道取标本手术专家共识（2017）.中华结直肠疾病电子杂志，2017，6（04）：266-272.

5.Guan X，Liu Z，Longo A，et al.International consensus on natural orifice specimen extraction surgery（NOSES）for colorectal cancer.Gastroenterology Report，2019；7（1）：24-31.

6.陈海鹏，赵志勋，关旭，等.经自然腔道取标本手术联合Parks术在低位直肠癌保肛手术中的临床研究.腹腔镜外科杂志，2018，23（11）：836-840.

7.唐寄焱，苏锦松，张炜，等.改良Bacon术式一次性手术治疗超低位直肠癌.中国普外基础与临床杂志，2021，28（10）：1308-1313.

8.陈海鹏，马晓龙，卢召，等.系膜优先，外拉内推外翻法在直肠癌NOSES手术中的应用.中华结直肠疾病电子杂志，2021，10（05）：532-535.

9.Efetov SK，E Kitsenko Y，S Rebrova A，et al.Transanal extraction of two specimens after laparoscopic anterior resection with extended D3 lymph node dissection and unilateral salpingo-oophorectomy（NOSES）-a video vignette. Colorectal Disease，2021；3（2）：560-561.

10.Efetov SK，Kitsenko YE，Minenkova AG，et al.A technical guide for everted natural orifice specimen extraction after low anterior resection of the rectum-a video vignette.Colorectal Disease，2021；23（3）：766-767.

11.王贵玉.经自然腔道取标本手术在右半结肠癌根治术中的应用优势与技术要点.肿瘤学杂志，2021，27（08）：605-609.

12.王锡山.中国NOSES面临的挑战与展望.中华结直肠疾病电子杂志，2018，7（1）：2-7.

13.王锡山.NOSES的发展历程与合理应用.中华普通外科学文献（电子版），2020，14（02）：153.

14.Wang XS. Natural orifice specimen extraction surgery.

Berlin：Springer，2018.

15.王锡山.结直肠肿瘤NOSES术关键问题的思考与探索.中华结直肠疾病电子杂志，2018，7（04）：315-319.

16.汤庆超，王贵玉，陈瑛罡，等.NOSES结直肠癌根治手术中纱布使用技巧和经验.结直肠肛门外科，2019，25（03）：324-328.

17.王锡山.经自然腔道取标本手术学-胃肠肿瘤.北京：人民卫生出版社，2018.

18.Costantino FA，Diana M，Wall J，et al.Prospective evaluation of peritoneal fluid contamination following transabdominal vs.transanal specimen extraction in laparoscopic left-sided colorectal resections.Surgical Endoscopy & Other Interventional Techniques，2012，6（6）：1495-1500.

19.关旭，卢召，王松，等.3种经自然腔道取标本手术方式治疗直肠癌的安全性与肿瘤学预后对比研究.中国肿瘤临床，2021，48（03）：140-146.

20.中国医师协会结直肠肿瘤专委会腹膜肿瘤专业委员会.结直肠癌腹膜转移诊治中国专家意见（2017）.中

华结直肠疾病电子杂志，2017，6（5）：360-366.

21.赵磊，刘建，黄涛，等.NOSES与非NOSES腹腔镜直肠癌根治术后腹盆腔冲洗液肿瘤细胞检测及细菌培养结果的对比分析.中华结直肠疾病电子杂志，2020，9（01）：36-40.

22.彭健，丁成明，贾泽民，等.NOSES结直肠癌根治术后腹腔冲洗液肿瘤细胞学检测及细菌培养结果分析.中华结直肠疾病电子杂志，2018，7（04）：342-346.

23.中国医师协会结直肠肿瘤专业委员会NOSES专委会，中国医师协会结直肠肿瘤专业委员会机器人手术专委会."机器人"结直肠肿瘤经自然腔道取标本手术专家共识.中华结直肠疾病电子杂志.2022，11（3）：177-191.

24.关旭，王贵玉，周主青，等.79家医院718例结直肠肿瘤经自然腔道取标本手术回顾性研究.中华结直肠疾病电子杂志，2017，6（6）：469-477.

25.Guan X，Hu X，Jiang Z，et al.Short-term and oncological outcomes of natural orifice specimen extraction surgery（NOSES） for colorectal cancer in China：a national database study of 5055 patients.Science Bulletin，2022；67（13）：1331-1334.

26.关旭，焦帅，黄海洋，等.中国经自然腔道取标本手术开展现状分析.中华结直肠疾病电子杂志，2021，10（02）：122-131.

27.王锡山.经自然腔道取标本手术学-第4版.北京：人民卫生出版社，2022.

28.Zhu Y，Xiong H，Chen Y，et al.Comparison of natural orifice specimen extraction surgery and conventional laparoscopic-assisted resection in the treatment effects of low rectal cancer.Scientific Reports，2021，11：9338.

29.温骁勇，刘奎杰，徐想，等.达芬奇机器人Xi系统结直肠次全切除经自然腔道取标本单吻合术的临床应用.中华胃肠外科杂志，2022，25（03）：262-265.

30.黄闻东，郑燕生，朱达康，等.腹腔镜左结直肠癌根治术经自然腔道取标本对患者的影响.深圳中西医结合杂志，2022，32（05）：12-15.

31.李明晋，王召辉，何金洲.螺纹扩肛器应用于自然腔道取标本手术治疗超低位直肠癌的安全性及优势.中华普外科手术学杂志（电子版），2022，16（01）：32-35.

32.庄成乐，刘正，张锋敏，等.基于精准吻合器和刘氏吻合三步法的改良PPS术与传统PPS术治疗超低位直肠癌的非随机病例对照临床研究.中华结直肠疾病电子杂志，2022，11（01）：30-35.

33.管子龙，王玉柳明，胡汉卿，等.经自然腔道取标本手术与常规腹腔镜手术在左半结肠癌治疗中的疗效对比.中华结直肠疾病电子杂志，2022，11（01）：36-43.

34.赵志勋，陈海鹏，郑朝旭，等.机器人辅助下经自然腔道取标本手术应用于乙状结肠癌和直肠癌患者的近期疗效分析.中华结直肠疾病电子杂志，2022，11（01）：77-81.

35.王大强，朱伟群，刘东宁，等.体外离断直肠在NOSESⅠ式低位直肠癌根治术中的应用（附六例报告）.中华结直肠疾病电子杂志，2022，11（01）：86-88.

36.赵子民，赵恩宏，陈庆矿，等.完全腹腔镜结直肠癌根治无切口吻合术NOSESⅣ式的临床研究.河北医学，2022，28（01）：97-102.

37.郑燕生，李金，王伟，等.三孔腹腔镜直肠前切除经自然腔道取出标本手术的实践.中华腔镜外科杂志（电子版），2021，14（06）：338-342.

38.Zhang Q，Wang M，Ma D，et al.Short-term and long-term outcomes of natural orifice specimen extraction surgeries （NOSES） in rectal cancer：a comparison study of NOSES and non-NOSES.Annals of Translational Medicine，2022；10（8）：488.

39.Tang Q，Zhu Y，Xiong H，et al.Natural Orifice Specimen Extraction Surgery versus Conventional Laparoscopic-Assisted Resection in the Treatment of Colorectal Cancer：A Propensity-Score Matching Study.Cancer Management and Research，2021；13：2247-2257.

40.王玉柳明，张骞，郁雷，等.结直肠肿瘤经自然腔道取标本手术203例回顾性研究.中华结直肠疾病电子杂志，2019，8（01）：32-37.

41.王锡山.结直肠肿瘤经阴道取标本手术的理论基础及现状与展望.中国癌症防治杂志，2019，11（01）：1-4.

42.孙东辉，肖波，何亮.两步翻出直肠法在低位直肠癌NOSES中的应用7例.世界最新医学信息文摘，2018，18（57）：109-110.

43.中国抗癌协会，中国抗癌协会大肠癌专业委员会.中国恶性肿瘤整合诊治指南-结肠癌部分.中华结直肠疾病电子杂志，2022，11（1）：1-12.
44.中国抗癌协会，中国抗癌协会大肠癌专业委员会.中国恶性肿瘤整合诊治指南-直肠癌部分.中华结直肠疾病电子杂志，2022，11（02）：89-103.
45.Hyuna Sung，Jacques Ferlay，Rebecca L Siegel，et al.Global Cancer Statistics 2020：GLOBOCAN Estimates of Incidence and Mortality Worldwide for 36 Cancers in 185 Countries.CA：A Cancer Journal for Clinicians，2021；71（3）：209-249.
46.国家癌症中心.中国肿瘤登记年报2015.中华肿瘤杂志，2019，41（1）.
47.Dong C，Zhou W，Zang Y，et al.Totally laparoscopic gastrectomy with natural orifice （vagina） specimen extraction in gastric cancer：Introduction of a new technique.Journal of Minimal Access Surgery，2022；18（3）：484-486.
48.中国经自然腔道取标本手术联盟.胃癌经自然腔道取标本手术专家共识（2019版）.中华胃肠外科杂志，2019，22（8）：711-714.
49.郭新宇，刘茂希，江波.NOSES在低位直肠癌保肛手术中的临床观察.中华结直肠疾病电子杂志，2021，10（06）：613-620.

50.武琦，陈伊教，朱德祥，等.机器人辅助直肠癌切除经自然腔道取标本手术（NOSES）联合多脏器切除术的应用.中华结直肠疾病电子杂志，2021，10（06）：654-658.

51.张建锋.荧光腹腔镜技术评估直肠癌手术中肠管血供的应用研究.河北省，河北医科大学第四医院，2021-12-03.

52.卜君，李念，何山，等.经自然腔道取标本的腹腔镜结直肠癌手术对于细菌污染及脱落肿瘤细胞播散种植的影响.实用医学杂志，2021，37（22）：2887-2892.

53.李明尚，黄许森.经自然腔道取标本手术在结直肠癌根治术中的发展与现状.海南医学，2021，32（20）：2688-2691.

54.吴晓华，欧文权，王健，等.男性低位直肠癌经自然腔道取标本手术的疗效观察.局解手术学杂志，2021，30（10）：876-880.

55.腹部良性疾病经自然腔道取标本手术中国专家共识.中

华结直肠疾病电子杂志，2021，10（05）：449-456.

56.Dotai T，Coker AM，Antozzi L.Transgastric large-organ extraction：the initial human experience.Surgical Endoscopy And Other Interventional Techniques，2013；27（2）：394-399.

57.Zhang S，Jiang ZW，Wang G，et al.Robotic gastrectomy with transvaginal specimen extraction for female gastric cancer patients. World Journal of Gastroenterology，2015；21（47）：13332-13338.

58.Sumer F， Karakas S， Kayaalp C. Totally laparoscopic resection and extraction of specimens via transanal route in synchronous colon and gastric cancer. Giornale di Chirurgia，2018；39（2）：82-86.

59.Chang SC，Lee TH，Ke TW，et al.Peritoneal contamination and associated post-operative infectious complications after natural orifice specimen extraction for laparoscopic colorectal surgery.Surgical Endoscopy And Other Interventional Techniques，2022，16.

60.郑民华，余佩武，赵永亮，等.腹腔镜胃癌手术操作指南（2016版）.中华消化外科杂志.2016，15（09）：851-857.

61.加速康复外科中国专家共识暨路径管理指南（2018）：胃手术部分.中华麻醉学杂志，2018，38（01）：24-28.

62.余佩武，江志伟，郝迎学，等.胃癌胃切除手术加速康复外科专家共识（2016版）.中华消化外科杂志，2017，16（01）：14-17.

63.Guan X，Liu Z，Parvaiz A，et al.International consensus on natural orifice specimen extraction surgery（NOSES）for gastric cancer（2019）.Gastroenterology Report，2020；8（1）：5-10.

64.吴艳娜，陈吓妹，林新，等.第四代达芬奇机器人手术系统辅助完全腹腔镜下根治性直肠前切除经自然腔道取标本手术的护理配合.全科护理，2022，20（22）：3109-3112.

65.袁恩泉，徐胜，林家威，等.机器人系统与腹腔镜手术在结直肠癌经自然腔道取标本手术中的效果比较.中国临床新医学，2022，15（07）：594-599.

66.陈志正，许淑镇，丁志杰，等.左结直肠癌自然腔道取标本根治术与传统腹腔镜手术的随机对照研究：3年随访结果.中华胃肠外科杂志，2022，25（07）：604-611.

67.Sugimoto M，Kinoshita T，Shibasaki H，et al.Short-term outcome of total laparoscopic distal gastrectomy for overweight and obese patients with gastric cancer.Surgical Endoscopy And Other Interventional Techniques，2013；27（11）：4291-4296.

68.赵英杰，曹李，董光龙，等.吲哚菁绿荧光显像在结直肠癌肝转移手术中的应用.腹腔镜外科杂志，2020，25（07）：524-528.

69.刘毅，周卫，尹新民，等.吲哚菁绿荧光显影技术辅助腹腔镜下结直肠癌肝转移切除的应用价值.腹部外科，2020，33（03）：204-207.

70.曹键，申占龙，叶颖江，等.吲哚菁绿荧光显像技术在结直肠癌手术中的应用.中华胃肠外科杂志，2019（10）：997-998-999-1000.

71.赵英杰，王宏光，董光龙.吲哚菁绿荧光影像在结直肠癌肝转移患者肝切除手术中的应用.中华肝胆外科杂志，2019（04）：305-307.

72.王锡山.胃肠外科微创新技术的评价与卫生经济学思考.中华胃肠外科杂志，2017，20（07）：758-762.

73.Tuttle R，Hochwald SN，Kukar M，et al.Total laparoscopic

resection for advanced gastric cancer is safe and feasible in the Western population.Surgical Endoscopy and Other Interventional Techniques，2016；30（8）：3552-3558.

74.Costantino FA，Diana M，Wall J，et al.Prospective evaluation of peritoneal fluid contamination following transabdominal vs.transanal specimen extraction in laparoscopic left-sided colorectal resections.Surgical Endoscopy&Other Interventional Techniques，2012，6（6）：1495-1500.

75.杨飒，傅传刚.NOSES在结肠直肠癌手术中的应用现状与展望.外科理论与实践，2021，26（04）：305-311.

76.侯生槐，宋丽娟，朱毅，等.加速康复外科管理路径在直肠癌患者经自然腔道取标本手术中的应用.中华普通外科杂志，2021，36（07）：555-556.

77.刘见，吴淼，腹腔镜直肠癌经自然腔道取标本手术中左半结肠游离的扶镜体会.腹腔镜外科杂志，2021，26（07）：509-512.

78.关明珺，马绍勇，徐殿新，等.腹腔镜左结直肠癌根治术经自然腔道取标本的临床疗效.局解手术学杂志，2021，30（07）：615-618.

79.曹毛毛，陈万青.GLOBOCAN 2020全球癌症统计数据解读.中国医学前沿杂志（电子版），2021，13（03）：63-69.

80.Luo J，Liu Z，Pei KY，et al.The role of bowel preparation in open，minimally invasive，and converted-to-open colectomy.Journal of Surgical Research，2019；242：183-192.

81.Liu Z，Yang M，Zhao ZX，et al.Current practice patterns of preoperative bowel preparation in colorectal surgery：a nation-wide survey by the Chinese Society of Colorectal Cancer.World Journal of Surgical Oncology，2018，16（1）：134.

82.杨飙，周主青，鲁兵，等.经自然腔道取标本手术在3D腹腔镜直肠癌超低位前切除术中的近期疗效分析.中华结直肠疾病电子杂志，2021，10（05）：462-469.

83.周仕海，陈宏，张静，等.结直肠肿瘤经自然腔道取出标本手术67例分析.中华普通外科学文献（电子版），2021，15（05）：340-343.

84.张陈，王邓超，杜超，等.中高位直肠癌经自然腔道手术与传统腹腔镜手术的对比研究.四川医学，2021，42（09）：927-931.

85.陶积春，刘强，陈红兵，等.经自然腔道取标本手术中不同结肠吻合技术对结直肠癌吻合口瘘发病率及临床疗效的对比研究.中国医学创新，2021，18（26）：62-66.

86.苏汝平，赵志，钟漓.经自然腔道取标本手术治疗结直肠癌的临床疗效观察.结直肠肛门外科，2021，27（04）：371-375.

87.结直肠癌的临床疗效比较.中国普通外科杂志，2021，30（08）：992-996.

88.徐朔，张宏.基于倾向评分匹配的腹腔镜经自然腔道取标本手术与经辅助切口取标本手术治疗直肠癌的中长期疗效分析.中华胃肠外科杂志，2021，24（08）：698-703.

89.汪明强，侯振宇，李昌安，等.反穿刺法在全腔镜直肠癌根治术中的应用.腹腔镜外科杂志，2021，26（08）：595-599.

90.Zhao Q，Han D，Yang F，et al.Transvaginal natural orifice specimen extraction surgery （NOSES） in 3D laparoscopic partial or radical nephrectomy：a preliminary study.BMC Urology，2021；21（1）：123.

91.Zhao Q，Yang F，Wu L，et al.A new and practical surgical technique of transvaginal natural orifice specimen extraction surgery（NOSES）in laparoscopic nephroureterectomy-an initial clinical experience.Journal of Surgical Oncology，2021；124（7）：1200-1206.

92.吴丽媛，杨飞亚，刘飞，等.标本经阴道取出的3D腹腔镜根治性膀胱切除术的可行性和疗效分析.中华泌尿外科杂志，2020，41（12）：910-915.

93.刘强，陈红兵.经自然腔道取标本手术在中低位直肠癌患者中的应用效果及安全性观察.中国医学创新，2022，19（23）：1-5.

94.胡友红，李鄗，葛文文.腹腔镜腔内吻合经自然腔道术治疗直肠癌的疗效.中国城乡企业卫生，2022，37（08）：133-135.

95.陈利辉，陈秀峰，王帅奇，等.三孔NOSES与传统腹腔镜直肠癌根治术治疗直肠癌临床疗效比较.疑难病杂志，2022，21（07）：726-730.

96.关旭，王锡山.结直肠肿瘤经自然腔道取标本手术的器官功能保护优势.中华胃肠外科杂志，2022，25

（06）：500-504.

97.赵琪，房永坤，严成，等.经自然腔道取标本手术联合金陵术治疗顽固性便秘的疗效分析.实用临床医药杂志，2022，26（12）：69-75.

98.Xu SZ，Cai JC.Laparoscopic-Assisted Natural Orifice Specimen Extraction Gastrectomy Using an Auxiliary Incision-Free Tube for Gastric Cancer.Journal of Surgical Research，2022，270：31-38.

99.Dong C，Zhou W，Zang Y，et al.Totally laparoscopic gastrectomy with natural orifice （vagina） specimen extraction in gastric cancer：Introduction of a new technique.Journal of Minimal Access Surgery，2022，18（3）：484-486.

100.邓建中，张梓朗，林义办，等.经阴道取标本的完全腹腔镜右半/扩大右半结肠切除术治疗右半结肠癌25例临床资料分析.结直肠肛门外科，2022，28（02）：158-162.

101.郭校锡，邓建中，林义办，等.经自然腔道取标本的腹腔镜全结肠切除术治疗结肠慢传输型便秘的疗效观察.结直肠肛门外科，2022，28（02）：154-157.

102.孙艳武，蒋伟忠，林羽，等.吲哚菁绿荧光成像引导腹腔镜辅助直肠癌根治术联合左盆侧方淋巴结和左侧腹股沟淋巴结清扫.中华胃肠外科杂志，2022，25（04）：294-294.

103.周仕海，陈宏，雒洪志，等.经直肠与经腹部小切口取出标本的腹腔镜乙状结肠癌根治术的比较.中国微创外科杂志，2022，22（04）：303-307.

104.王春林，王玉柳明，乔天宇，等.达芬奇机器人开展中位直肠癌NOSES-Ⅱ式操作技巧和经验分析.肿瘤学杂志，2022，28（03）：238-242.

105.Zhang M，Liu Z，Wang X.Is natural orifice specimen extraction surgery the future direction of minimally invasive colorectal surgery?Surgery Open Science，2022， 10：106-110.

106.Zhou Z，Chen L，Liu J，et al.Laparoscopic natural orifice specimen extraction surgery versus conventional surgery in colorectal cancer：A meta-analysis of randomized controlled trials.Gastroenterology Research and Practice， 2022，2022：6661651.

107.Wang S，Tang J，Sun W，et al.The natural orifice

specimen extraction surgery compared with conventional laparoscopy for colorectal cancer：A meta–analysis of efficacy and long–term oncological outcomes.International Journal of Surgery，2022，97：106196.

108.Grigoriadis G，Dennis T，Merlot B，et al.Natural orifice specimen extraction colorectal resection for deep endometriosis：A 50 case series.Journal of Minimally Invasive Gynecology，2022，29（9）：1054–1062.

109.Brincat SD，Lauri J，Cini C.Natural orifice versus transabdominal specimen extraction in laparoscopic surgery for colorectal cancer： meta–analysis.BJS Open， 2022 May 2；6（3）：zrac074.

110.Zhao Q，Wu L，Yang F，et al..Application of transvaginal natural orifice specimen extraction surgery in Urological Surgery.Journal of Laparoendoscopic & Advanced Surgical Techniques.Part A，2022，14.

111.Wang XS.Natural orifice specimen extraction surgery–Gastrointestinal Tumor.Berlin：Springer，2021.